내 몸의 병을 내가 고치는
우리 집 건강 주치의, 〈내 몸을 살린다〉 시리즈 북!

현대인들에게 건강관리는 자칫 소홀히 여겨질 수 있는 부분이기도 합니다. 소 잃고 외양간 고친다는 말처럼, 큰 질병에 걸리고 나서야 건강의 소중함을 깨닫는 경우가 적지 않기 때문입니다. 이에 〈내 몸을 살린다〉 시리즈는 일상 속의 작은 습관들과 평상시의 노력만으로도 건강한 상태를 유지할 수 있는 새로운 건강 지표를 제시합니다.

〈내 몸을 살린다〉는 오랜 시간 검증된 다양한 치료법, 과학적 · 의학적 수치를 통해 현대인들 누구나 쉽게 일상 속에 적용할 수 있도록 구성되었습니다. 가정의학부터 영양학, 대체의학까지 다양한 분야의 전문가들이 기획 집필한 이 시리즈는 몸과 마음의 건강 모두를 열망하는 현대인들의 요구에 걸맞게 가장 핵심적이고 실행 가능한 내용만을 선별해 모았습니다. 흔히 건강관리도 하나의 노력이라고 합니다. 건강한 것을 가까이 할수록 몸도 마음도 건강해집니다. 책장에 꽂아둔 〈내 몸을 살린다〉 시리즈가 여러분에게 풍부한 건강 지식 정보를 제공하여 건강한 삶을 영위하는 든든한 가정 주치의가 될 것입니다.

디톡스

내 몸을 살린다

김윤선 지음

모아북스
MOABOOKS

저자 소개

김윤선 | 이학박사. 한의학 박사 수료. 현재 미주여성 포털사이트 missyusa.com〈약이 되는 한국음식〉컬럼니스트로 활동 중이며, 미국 방송 Voice of America〈애틀랜타 장금이의 약이 되는 한국음식〉방송에 출연하고 있다. 대교방송 8부작〈소아약선- 비만 아토피 야뇨/야제〉등에 출연했으며, 저서로는 「약이 되는 한국음식」, 「실험 조리」, 「식생활의 관리」, 「통합적 유아 요리 활동의 이론과 실제」, 「면역력, 내 몸을 살린다」, 「석류, 내 몸을 살린다」, 「영양요법, 내 몸을 살린다」등이 있다.

디톡스, 내 몸을 살린다

1판 1쇄 인쇄 | 2010년 01월 05일   **1판 23쇄 발행** | 2020년 05월 10일
1판 15쇄 발행 | 2014년 12월 03일   **1판 31쇄 발행** | 2024년 04월 08일

지은이 | 김윤선
발행인 | 이용길

발행처 | 모아북스 MOABOOKS
관리 | 양성인
디자인 | 이룸

출판등록번호 | 제 10-1857호
등록일자 | 1999. 11. 15
등록된 곳 | 경기도 고양시 일산동구 호수로(백석동) 358-25 동문타워 2차 519호
대표 전화 | 0505-627-9784
팩스 | 031-902-5236
홈페이지 | http://www.moabooks.com
이메일 | moabooks@hanmail.net
ISBN | 978-89-90539-71-7   03570

C o n t e n t s

독소에서 벗어나야 건강이 보인다

많은 현대인들이 수많은 병의 공포 속에서 살고 있다. 일상적인 신체의 통증과 두통, 불면, 각종 피부병, 피로, 소화기 질환, 정서불안…. 이러한 증상들은 대게 단발성으로 끝나지 않고, 이름 앞에 '만성' 이라는 이름을 달고 수개월 혹은 수년 동안 사람들을 괴롭힌다.

그런데 더 큰 문제는 중대질환이 아닌 일상적 증상의 경우 병원에 가 보아도 속 시원한 대답을 듣기 힘들다는 것이다. 그저 피로, 스트레스 때문이라고 하거나 확인되지 않은 알레르기가 원인일 수 있다고 둘러대거나 이도저도 아니면 신경성이니 마음을 편하게 가지라며 손을 들어버린다.

대부분의 사람들은 이러한 증상들이 나타나는 이유가 우

리가 수많은 독소에 노출되어 있기 때문이라는 것을 알지 못한다. 한번 주위를 둘러보자.

책을 읽는 지금 이 순간 마시는 커피 속에 들어 있는 가공물질, 아침에 사용한 화장품 속 화학물질, 옷과 그릇에 남아 있는 합성세제 찌꺼기, 음식물 속에 들어 있는 농약 잔류물, 화학조미료, 육류 속 항생물질, 지하철과 도로에서 들이마시는 매연과 미세먼지, 공기 중을 떠도는 세균과 바이러스. 우리가 이렇게 많은 독소와 유해물질, 세균과 바이러스에 노출되어 있는 것을 생각하면 지금 사람들이 계속 살아가고 있다는 것이 기적이기까지 하다.

이러한 독소들은 현대 산업사회의 부산물인 경우가 많다. 과거에도 물론 질병은 존재했지만 오늘날만큼이나 다양한 질병들에 둘러싸인 시기는 역사적으로 그 예를 찾아볼 수 없다.

문명의 발전이 더 많은 독소의 출현을 야기했기 때문이다. 과거에는 존재하지 않았던 각종 합성물질, 화학물질, 전례 없이 심각한 공해를 떠올리면 이를 쉽게 납득할 수 있을 것이다.

이러한 변화는 질병의 폭발적인 증가를 야기했을 뿐만 아니라 독소에 빈번하게 노출되는 과정에서 질병에 대한 인체의 저항력을 약하게 만들어, 특정 질병에는 이르지 않더라도 여러 가지 증상에 시달리는 사람들이 늘어나게 되었다.

이러한 상황에 대한 문제의식을 공유했다면 문제를 해결할 수 있는 방법에 대해서도 쉽게 짐작할 수 있을 것이다. 우리의 건강을 되찾는 첫 번째 길은 바로 우리 생활을 둘러싸고 있는 독소를 줄여나가는 것이다.

환경의 유해물질을 완전히 없애기는 힘들더라도 유기농 식품, 천연 소재의 생활용품과 세제들을 사용하는 등 생활방식의 개선을 통하여 유해물질과의 접촉을 줄일 수 있다. 더 나아가 재활용, 대중교통 이용 등 환경 정화 활동에 적극적으로 동참하며 궁극적으로 자연환경의 개선을 위해 노력할 수도 있을 것이다.

그런데 이 과정에서 잊지 말아야 할 것은 생활 주변뿐만이 아니라 이미 우리 몸속에 쌓여 있는 독소 또한 줄여나가야 한다는 것이다. 몸속을 돌아다니며 신체기능의 이상을 불러오고 여러 질병을 일으키는 독소들에서 벗어날 수 없다면 건강을 되찾는 길은 요원해질 것이기 때문이다.

이제 한 가지 질문이 남는다. 그렇다면 어떻게 몸속의 독소를 없앨 것인가?

이 책에서 이야기하고자 하는 바가 바로 이것이다. 이 책에서는 우리 건강을 위협하는 독소들의 실체가 무엇인지 밝혀 보고, 이러한 위협에서 벗어날 수 있는 방법이 무엇인지 이야기하고자 한다. 신체의 해독을 위해 필요한 여러 영양물질과 생활 속에서 쉽게 실천할 수 있는 디톡스 Detox 요법에 대해 자세히 살펴보다보면 건강을 되찾는 가장 빠른 길을 찾아낼 수 있을 것이다.

- 원인을 알 수 없는 만성 질환에 시달리는 분들
- 몸이 약해 병치레가 잦은 분들
- 심혈관계질환, 소화기질환, 간질환, 당뇨 등
  중대질병으로 고통받는 분들
- 정서불안, 기억력과 집중력 저하 등 뇌기능 이상을

의심하는 분들

- 임신과 출산을 앞두고 몸을 정화하고자 하는 여성들

그리고 건강을 되찾아 삶의 질을 높이고자 하는 모든 분들에게 이 책을 권한다.

2009. 12 김 윤 선

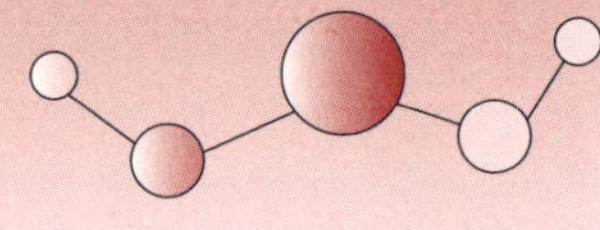

1 독소에 둘러싸인 현대인

1) 독소란 무엇인가?

인간의 물질문명은 수많은 유해물질의 출현을 불러왔다. 각종 화학물질, 중금속, 매연, 미세먼지, 전자파, 세균, 바이러스…. 오늘날 유해물질은 일일이 거론할 수도 없을 만큼 그 종류가 다양하며, 사람이 생활하는 대부분의 곳에 광범위하게 퍼져 있다.

이렇게 많은 유해물질이 우리 주위에 퍼져 있는 것은 문명의 발전으로 인한 각종 화학제품의 개발과 인구의 도시 집중에서 비롯된 측면이 크다고 하겠다. 과학기술이 발전하면서 일회용품처럼 사용하기 편리한 용품들이 넘쳐나게 되었고, 화학 감미료나 조미료, 방부제, 식용색소, 화학향료, 가축 사육에 이용되는 항생제, 식재료 재배에 사용되는 촉진제 등에 노출된 식품들과 친숙해졌기 때문이다.

문제는 이렇게 우리가 일상적으로 접촉하는 유해물질들이 건강을 해치는 중요한 요인으로 작용한다는 것이다. 바이러스, 세균과 공해물질과 같이 잘 알려진 유해물질부터 플라스틱 용기에서 나오는 환경호르몬, 각종 전자제품을 통해 노출되는 전자파, 공기 중의 미세먼지 등 우리가 모르는 사이에 작용하는 유해물질까지 곳곳에 우리의 건강을 위협하는 요소들이 도사리고 있는 것이다. 이러한 유해물질들이 바로 앞으로 이 책에서 다루고자 하는 독소의 다른 이름이다.

2) 독소에 둘러싸인 생활환경

앞서 간단히 언급했듯 우리의 생활환경은 수많은 독소에 둘러싸여 있다. 하지만 우리 생활 주변에 어떠한 독소들이 산재해 있으며 이것들이 건강에 어떠한 영향을 미치는지 알기란 쉽지 않다. 이 장에서는 우리 생활 곳곳에서 건강을 위협하는 여러 가지 독소들에 대해 알아보자.

먹을 거리가 우리의 건강을 위협하고 있다

현대인의 식탁이 과거에 비해 무척 풍요롭다. 그러나 이러한 풍요로움을 좋게만 해석하기는 힘들다. 왜냐하면 이 풍요로움은 엄밀히 말해 '기름지다'는 것을 뜻하기 때문이다. 과거에는 영양부족으로 사람들이 병들어갔다면 오늘날에는 영양 과잉과 특정 영양소에 의한 과잉된 영양 불균형으로 사람들이 병들어가고 있는 것이다.

요즘에는 식문화의 서구화가 가속화되면서 지방의 섭취가 늘어났을 뿐만 아니라, 과자, 피자나 케이크 등의 빵 종류, 스파게티, 라면 등의 국수 종류 등 밀가루를 재료로 한 음식의 섭취가 늘면서 탄수화물 또한 과잉 섭취하고 있는 실정이다.

이렇게 섭취한 탄수화물 중에 활동에너지로 쓰이지 않는

잉여 영양소는 모두 지방으로 전환되어 몸속에 축적된다. 그러면 몸속에 지방 비율이 기하급수적으로 늘어나 비만이 되기 쉽고 신장질환, 고혈압, 당뇨 등 각종 현대병에 노출되기 쉬워진다. 뿐만 아니라 비타민과 같은 필수 영양소들을 충분히 섭취하지 않음으로 인해 생기는 질병의 위협 또한 간과할 수 없다.

이처럼 영양의 불균형이 우리의 건강을 해치는 독소로 작용한다고는 하지만 식품 원재료 속에 들어있는 유해물질만큼 위협적인 요소는 없을 것이다.

우리의 식탁을 위협하는 가장 직접적인 요소로 손꼽을 수 있는 것은 바로 농약과 중금속, 항생물질에 오염된 식품 원재료이다.

최근에는 유기농 식품 이용을 통해 오염된 식품의 위험에서 벗어나고자 하는 노력이 꾸준히 이어지고 있지만 가축을 기를 때 사용되는 항생물질과 채소 재배에 사용되는 촉진제와 억제제, 농약 등이 여전히 근절되지 않고 있다.

최근에는 유전자 조작으로 만들어진 식품 까지 넘쳐나고 있어 안전한 음식 재료를 고르는 것부터 쉽지 않은 실정이다.

그러나 문제는 여기에서 그치지 않는다. 원재료에 첨가되는 조미료 등의 여러 물질들 또한 식탁 위의 독소로서 언급하지 않을 수 없다.

우리나라 보건복지가족부에서 발행한 '식품첨가물공전'에 의하면 식품첨가물로 허가된 물질은 화학첨가물 431종, 천연첨가물 204종, 혼합제재류 7종 등 총 600여 종이다. 현대인들이 점점 자극적이고 정제된 맛을 선호하게 되면서, 대부분의 가공식품과 인스턴트식품을 만드는 데 이러한 첨가물이 사용되고 있다고 한다.

우리나라에서 가장 많이 소비되는 인스턴트식품인 라면의 경우를 살펴보자.

라면을 생산할 때 대게 10종 이상의 첨가물이 들어가는데, 그중 MSG로 알려진 L-글루타민산나트륨이 포함된 것으로 알려져 유해성 논란이 불거진 바 있다. MSG는 장기간 과다 섭취하면 뇌세포를 망가뜨려 치매, 알츠하이머, 실명 등을 유발할 수 있어 선진국에서는 이미 오래 전에 사용이 금지되었던 물질이다.

아이들이 즐겨먹는 아이스크림과 햄 등의 식품들을 살펴보자.

아이스크림에는 다양하고 선명한 색깔을 입히기 위해 합성착색료를 많이 사용하고, 햄이나 소시지 등에는 붉은 색을 내는 아질산나트륨 같은 합성 발색제 등이 들어간다. 그런데 미국식품의약국(FDA)는 과거 합성착색료인 적색2호의 사용을 금지한 바 있으며 황색4호와 황색5호가 알레르기와 천식, 체중감소, 설사 등을 유발할 수 있다고 경고하기도 했다.

화학물질로 가득 찬 세상

화학물질이란 화학적 방법에 따라 인공적으로 만들어진 물질을 말한다. 화학물질은 과학기술과 산업이 발전함에 따라 종류와 사용량이 급증하고 있다. 현재 전 세계적으로 1,200만 종이 존재하며, 매년 2,000여 종의 새로운 화학물질이 개발돼 상품화되고 있다. 화학물질로 가득 찬 세상인 셈이다. 이에 따라 사람들은 매일 수천 종의 화학물질에 노출되며, 그 중 일부는 체내에 흡수돼 수십 년 간이나 남아있게 된다.

(중략) 현대인들은 무수한 화학물질에 파묻혀 살아가고 있으며, 그 가운데 일부는 유독성을 갖고 있다. 샴푸 속에 든 화학물질부터 시작해 피부세포 속으로 파고드는 면도 크림은 시작에 불과하다. 커피 속에도 화학물질이 녹아 있다.

커피를 만들기 위해 사용하는 뜨거운 물이 플라스틱제 커피메이커에 닿을 때 화학물질이 녹아드는 것.

포장재에 들어있는 산업용 화학물질을 만지거나 살충제가 뿌려진 잔디밭을 거닐 때도 화학물질에 노출된다. 심지어 비(非)점착 프라이팬으로 음식을 요리할 때도 마찬가지.

지금 이 순간 사람들이 만지는 의류나 가구에도 미생물, 곰팡이, 습기를 억제하는 화학물질이 칠해져 있다. 밤에는 난연제가 함유된 침구를 뒤집어쓰고 잠을 잔다.

난연제란 불이 붙어도 연소가 잘 되지 않도록

하는 성분의 화학물질을 말한다.

환경독소라고도 불리는 유해한 화학물질 가운데 일부는 체내에 수십 년간이나 남아있다. 그리고 지난 8년 동안의 연구를 통해 이 같은 화학물질이 성조숙증은 물론 발암과도 연관이 있다는 것이 밝혀졌다.

(중략) 미국의 국경없는 의사회 창립 회원이며 암 연구자, 그리고 그 자신이 암을 이겨낸 사람이기도 한 데이비드 서번-슈라이버에 따르면 암을 비롯한 각종 질병 발생의 범인은 명백하다.

"현대의 생활환경에 널려있는 여러 가지 발암성 화학물질과 접촉을 줄이기만 해도 암 발병률은 줄어듭니다. 이들 화학물질에는 살충제, 에스트로겐, 벤젠, PCB, PVC는 물론 플라스틱 병을 뜨거운 액체로 가열할 때 나오는 비스페놀A, 세척용품에 들어있는 알킬페놀, 화장품과 샴푸에 들어있는 파라벤과 프탈레이트 등이 포함됩니다."

(중략) 그리고 지난 2004년 영국의 의학저널에

이뿐만 아니다. 대부분의 가공식품과 인스턴트식품에 이처럼 안전성이 의심되는 여러 식품첨가물이 들어간다. 지방질 식품의 산화를 막는 산화방지제 식품의 색깔을 탈색시키는 산화방지제, 향을 강화시키는 향신료와 착향료, 설탕보다 더 진한 단맛을 낸다는 합성감미료들이 과자, 어묵, 인스턴트커피, 음료, 통조림, 껌 등 우리가 거의 매일 접하는 식품 속에 들어 있다.

전문가들은 이러한 물질들이라고 미량 섭취한다면 건강에 무해하다는 이론을 펼치기도 하지만 이러한 식품들은 대체로 반복적으로 섭취되고 있다는 것을 생각하면 이러한 주장이 설득력을 가지기는 쉽지 않을 것이다. 게다가 여러 가지 첨가물들을 함께 섭취할 때 예상치 못했던 유해물질이 만들어지는 경우도 있어 그 위험성이 더욱 크다고 할 것이다.

영국의 리버풀 대학의 연구진은 식품착색료인 청색1호와 인공조미료 MSG, 퀴놀린 황색, 인공감미료 아스타팜을 혼합하는 실험을 한 결과, 신경세포를 손상시키는 신경흥분독성이 나타났다고 발표했다.
또한 흔히 방부제로 쓰이는 안식향산나트륨과 합성비타민C를 함께 사용하면 발암물질인 벤젠이 만들어진다는 것을 밝혀냈다. 다양한 첨가물이 들어간 식품을 한 가지 이상 섭취했을 경우 어떠한 위험에 노출될지, 그 위험의 크기를 쉽게 짐작할 수 있겠다.

마지막으로 그 중요성 면에서 으뜸이라고 볼 수 있는 물에 대해 살펴보자. 오늘날 우리가 마시는 물은 처리 과정에서 염소, 불소 등 여러 화학물질에 노출되었거나, 정수기에 걸러지면서 미네랄 같은 몸이 이로운 물질을 모두 빼앗긴 상태의 것이다. 마트에서 사먹는 미네랄 생수라고 해도 환경호르몬의 온상인 플라스틱 용기에 들어있는 경우가 대부분이다. 또한 약수터의 물도 세균과 바이러스에 노출되어 믿을 수 없다는 기사가 쏟아지고 있는 것을 생각하면 인간의 생명유지에 필수적인 역할을 하는 물을 마음 놓고 먹을 기회가 거의 사라지고 있다고 볼 수 있을 것이다. 생명의 원천인 물이 생명을 위협하는 독으로 변해가고 있는 것이 오늘날 식탁의 풍경이다.

집안이 위험하다

많은 현대인들이 하루의 대부분을 집과 직장에서 보내기 때문에 실내공간의 환경은 건강에 직접적인 영향을 미칠 수 밖에 없다. 그중에서도 가장 기본이 되는 것이 공기다. 사람들이 보통 실내 공기가 실외보다 깨끗할 것이라고 생각하지만 실상은 그렇지 않다.

실내 공기 속에도 발암물질, 미세먼지와 같은 독소가 많이 들어 있다. 실외에서는 오염물질과 세균에 노출될 것을 걱정하며 조심하지만 실내에서는 방심하기 때문에 실내 오염은 더욱 큰 위협이 될 수 있다.

먼지는 실내 공기를 더럽히는 가장 큰 요인이다. 좀처럼

자리를 옮기지 않는 가구들 뒤나 전자제품 속에 숨겨진 먼지를 비롯해 외부에서 유입된 먼지까지, 집안에는 눈에 띄지 않는 작은 먼지 입자들이 가득하다.

이러한 미세먼지는 호흡을 통해 체내로 흡수되는데, 입자의 크기가 10마이크론 이하여서 폐까지 깊숙이 흡수되어 몸속 깊숙이 침투하기 때문에 기관지염, 폐기종과 같은 호흡기 질환을 비롯해 심장병, 뇌졸중을 일으키는 원인이 된다.

영화관, 전시장 실내 공기질 '불합격'

영화관이나 노래방과 같은 다중이 이용하는 시설의 상당수가 실내공기 기준치에 미흡한 것으로 나타났다. 지난 1월 29일 환경부가 영화관, 전시장, 노래방, 호텔, 음식점, PC방 등 실내공기질 관리법이 적용되지 않는 17개 종류의 시설(종류별 20~180개소) 846개소에 대해 2005년 3월부터 작년 7월까지 실시한 공기질 실태조사 결과에 따르면 상당수가 기준치보다 높은 오염도를 보였다.

영화관(70개)은 포름알데히드와 이산화질소, 휘발성 유기화합물이 실내공기질 관리법의 기준보다 각각 평균 11.4%, 11.4%, 24.3% 높았다. 또 전시장(20개)은 포름알데히드와 휘발성유기화합물이 기준치를 평균 40%와 25% 초과했으며, 호텔(30개)은 이산화탄소와 이산화질소가 각각 20.7%와 10.34% 높은 것으로 조사됐다.

이와 관련, 환경부 관계자는 "영화관과 전시장은 카펫, 흡음재, 의자 등 집기류가 많고 전시를 위해 실내 마감재를 자주 바꿔 포름알데히드와 휘발성 유기화합물이 많은 것 같다"고 말했다. 포름알데히드와 휘발성 유기화합물은 환경성 질환인 새집증후군을 일으키는 물질로 알려져 있다. 공연장과 학원, 예식장, 실내체육관 등 공중위생관리법이 적용되는 시설도 기준 초과율은 비슷했다.

특히 노래방과 주점 등의 소규모 시설들은 각

각 미세먼지와 총 부유세균 항목에서 최고치를 기록하는 등 공기질이 아주 열악했다. 노래방의 경우 기준 초과율이 미세먼지 30%, 이산화탄소 30%, 포름알데히드 16.7%, 총 부유세균 33.3%, 휘발성 유기화합물 16.7%에 달했다. 또 주점의 초과율은 미세먼지 23.3%, 이산화탄소 16.7%, 포름알데히드 26.7%, 총 부유세균 40%, 휘발성 유기화합물 23.3% 등이었다.

- 연합뉴스 2009.01.29 기사 中

실내오염의 원인을 말할 때 가장 많이 이야기 되는 것은 화학물질이다. 벽지나 마감재, 단열재 같은 건축자재에서 포름알데히드, 벤젠, 라돈, 이소프로판올, 염화메틸렌 등과 같은 화학물질이 방출되는데 이러한 물질들은 새집중후군을 일으킨다고 알려져 있다.

이러한 화학물질은 부엌에서 사용되는 세제에도 많이 들어 있다. 설거지를 할 때 그릇을 깨끗이 헹구지 않으면 세제 잔류물이 남아 음식물을 담아 먹을 때 몸속으로 들어가게 된다. 세탁 후 세제 잔류물이 피부를 통해 몸속으로 들어가 여러 질환을 일으킬 수 있다. 화장품에도 화학물질이 들어 있다. 각종 욕실용품과 헤어스프레이, 연고제, 물티슈, 방취제 등에 벤젠, 알루미늄, 프로필알코올과 같은 물질 함유된 경우가 많다.

컴퓨터, 비디오, 오븐, 라디오, 고압전선, 등에서 방출되는 전자파도 문제다. 이러한 기기들에서는 이른바 비이온·저농도 방사선이 나오는데 시애틀워싱턴대학의 연구에 따르면 실험쥐에게 이러한 전자파를 장기간 쏘였더니 악성종양이 다른 쥐들에 비해 4배나 커졌다고 한다. 폴란드의 한 연구에서는 마이크로파동과 라디오부파 방사선에 장기적으로 노출된 군대 행정복무자들이 그렇지 않은 병사들에 비해 암 발생률이 3배나 높은 것으로 나타났다.

항생제와 세균

세균에 감염되어 병이 생겼을 때, 의사들은 당연한 듯이 항생제를 사용한다. 물론 항생제는 세균을 죽이는 효율적인 도구이지만 문제는 이 항생제가 남용된다는 사실이다.

항생제의 남용은 세균이 저항력을 키워 더 강해지는 결과를 불러와, 시간이 갈수록 더 강하고 다양한 항생제가 개발되었다.

그러나 이러한 수고에도 불구하고 여러 항생제를 사용해도 죽지 않는 병원균인 '슈퍼박테리아'가 생겨 인류의 건강을 위협하고 있다.

세계보건기구(WTO)에 따르면 매년 세계 사망자 5,700만 명 중 20%에 해당하는 1,100만 명이 감염으로 사망하여, 성인 사망 원인 2위, 소아 사망 원인 1위를 차지하고 있다. 염증 치료를 위한 항생제의 사용이 오히려 인간의 건강에 위협이 되는 세균의 발생을 불러왔다. 이는 의약품의 무분별한 사용이 인간의 건강에 오히려 해가 될 수 있다는 것을 경고하고 있다고 하겠다.

3) 독소와 면역력

위에서 우리는 우리 생활 주변에서 우리가 무심코 마주

치고 행하는 여러 요소들이 건강에 위협이 될 수 있다는 것을 살펴보았다. 그렇다면 이러한 유해요소들이 건강에 어떠한 방식으로 영향을 미치는 것인지 알아봅시다.

세포를 오염시키는 독소

인간의 모든 신체기관를 이루는 가장 기본적인 요소는 바로 세포다. 세포가 조직을 이루고 조직이 기관을 형성하며 여러 기관들이 모여 인체가 형성된다. 세포는 끊임없이 생성과 소멸을 반복하며 인체가 건강을 유지할 수 있도록 한다. 그런데 각종 유해물질에 노출되면 이러한 세포의 작용에 이상이 생기고 인체기관의 활동에 문제가 발생하게 된다.

그러나 유해물질에 노출되었다고 해서 모든 세포가 다 활동 이상을 일으키는 것은 아니다. 인체는 외부 독소로부터 스스로를 지키는 강력한 방어막인 면역시스템을 가지고 있기 때문에 세포가 병들어 건강에 이상이 생기는 일은 웬만해서는 일어나지 않는다.

문제는 인체가 유해물질에 오랜 기간 동안 반복적으로 노출되어 오염된 세포가 많아지면 면역시스템의 손상을 가져오게 된다는 것이다. 그렇게 되면 세포의 오염과 손상 정도가 커지면 신체기관도 병들게 된다. 아무리 하수시스템이 잘 되어 있는 도시라도 해일이 밀려오면 속수무책으로 물에 잠기게 되듯이, 아무리 훌륭한 인체의 면역시스템이라도 생활 속 독소의 융단폭격 앞에서 무용지물이 되고 마는 것이다.

무너진 면역시스템, 무너진 건강, 이제는 해결점을 찾아야 한다

현대인들이 과거에 비해 더욱 많은 질병에 시달리고, 원인을 알 수 없는 여러 증상을 안고 살아가는 이유가 바로 독소로 인한 면역력 저하 때문이다. 과거와 비할 수 없을 정도로 의학이 발전하고 영양상태가 좋아진 오늘날에도 질병은 줄어들 줄 모른다.

더 큰 문제는 이유를 확인할 수 없는 여러 증상의 출현이다. 몸 구석구석 안 아픈 곳이 없어 병원을 찾으면, 건강에 이상이 없다고 하거나 스트레스성, 신경성 질환이라고 하며 도움을 줄 수 없다고 손을 들어버리는 경우가 허다하다.

누구나 한 가지씩은 가지고 있다는 만성질환 또한 문제다. 현대인 치고 만성 두통, 만성 위장병, 만성 피부병, 만성 피로 등 만성 질환 하나 쯤 안 가지고 있는 경우가 드물다. 병원에 가도 제대로 치료되지 않아 수십 년씩 같은 증상을 안고 산다.

이러한 증상은 우리 몸이 독소에 빈번하게 노출되어 면역시스템이 약해지면서 신체기관에 이상이 생겨 나타나게 된다. 여기서 우리는 질병과 면역시스템 그리고 독소의 상관관계를 이해할 수 있다.

다음 장에서는 이처럼 독소로 인한 면역력 약화로 인해 생기는 질병들과 독소의 직접적인 영향으로 발생하는 질병들에 대해 구체적으로 알아보도록 하겠다.

2 질병을 부르는 독소

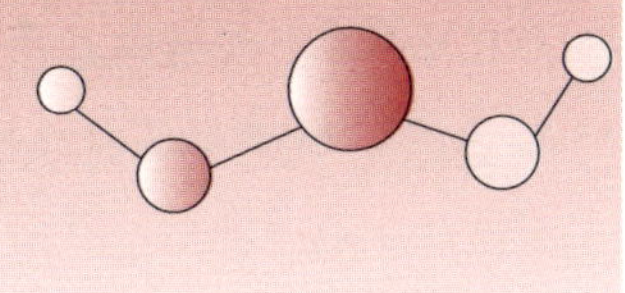

앞장에서는 생활 속에 산재한 여러 독소들에 대해 자세히 설명하고, 어떻게 이러한 독소들이 질병의 원인이 될 수 있는지 살펴보았다. 이 장에서 다룰 질환들은 바로 독소의 작용으로 인해 발생하는 것으로, 발생 원인을 정확히 알고 그 해결방안을 모색할 수 있도록 하자.

1) 고혈압이 생긴다

고혈압의 주요 원인은 심혈관계 질환이나 만성신장병 등이라고 알려져 있지만, 생활환경의 독소 또한 무시할 수 없는 원인 중 하나다. 대체의학에서 혈압을 조절하는 주요 부

위로 꼽히는 신체기관이 신장 위에 위치한 부신이다. 부신은 카드뮴이라는 중금속의 물질에 의해 손상되기 쉬운데, 이 두 장기는 한데 붙어있기 때문에 카드뮴에 노출되면 신장과 부신이 함께 손상되어 고혈압이 발생하는 것이다.

카드뮴은 대게 폐건전지, 금속 도금, 플라스틱, 금속성 인공치아, 낡은 수도관을 통해 공급된 물 등을 통해 인체로 침투하게 된다. 카드뮴은 일단 체내로 들어오면 배출되지 않고 몸속에 축적되기 때문에 고혈압뿐만 아니라 호흡곤란, 식욕부진, 심폐기능부전 등의 증상을 일으키고 심하면 사망에 이를 수 있다. 만성적으로 노출되면 면역체계에 심각한 손상을 주어 간질환, 신부전증, 골연화증, 불면, 빈혈, 비염 등 수많은 증상을 일으키게 된다.

2) 만성피로증후군이 생긴다

만성피로증후군이란 아무리 많이 쉬어도 일상생활에 지장을 줄 정도의 계속 피로가 느껴지는 것으로 보통 수년에 걸쳐 장기간 나타나는 경우가 많아 생활에 피해를 줄 수 있다. 만성피로증후군이 위험한 것은 단순한 피로증상 뿐만이 아니라 두통, 수면장애, 우울, 근육통, 변비와 설사, 손발저림 등의 여러 가지 증상들을 동반하기 때문이다.

만성피로증후군의 원인은 크게 각종 감염, 스트레스, 독성물질, 잘못된 식습관을 들 수 있다. 한의학에서는 간의 해독능력이 떨어져 체내에 독소가 많이 쌓여 혈액의 원활한 흐름을 방해하기 때문이라는 데에서 그 원인을 찾는다. 실제로 만성피로증후군은 이러한 여러 원인의 복합 작용에 의해 생긴다. 여러 유해물질들이 체내로 침입하면 신체기관의 기능이 약화되고 혈액순환이 원활하지 않게 되는데, 이럴 경우 각 신체기관이 스스로 기능을 정상화시키기 위해 평소보다 더 힘들게 노력하면서 피로가 극심해지는 것이다. 이외에도 질병, 무분별한 약품에의 노출 등의 이유로 생길 수도 있으니 피로를 가볍게 보지 말고 항상 주의를 기울여야 할 것이다.

3) 관절염이 생긴다

관절염은 연골조직이 망가지는 퇴행성관절염과 열과 부종을 동반하는 류머티즘성관절염으로 구분할 수 있다. 이러한 관절염에 걸린 사람들을 검사해보면 어김없이 관절에서 회충, 십이지장충, 선모충, 분선충 이라는 기생충을 발견할 수 있다.

이러한 기생충들은 수은, 카드뮴, 납과 같은 유해물질들이 체내에 침투하여 면역력이 약해진 기관에 기생한다. 유해물질이 많이 축적되면 더욱 많은 기생충이 모여들고 바이러스와 세균까지 합세해 신체기관을 파괴하여 질병을 유발하는 것이다.

때문에 관절염은 몸 전체의 건강을 균형 있게 관리해야 완치가 가능하다. 체내에 더는 독소가 유입되지 않도록 신체와 주위 환경을 청결히 하고 기생충이 없어지도록 구충을 확실하게 해 주는 것이 좋다.

4) 장 질환이 생긴다

독소의 체내 침투로 인해 발생하는 장 질환의 대표적인 증상으로 꼽히는 것이 과민성 대장 증후군이다. 과민성대장증후군은 장에 가스가 차서 방귀가 잦고 아랫배가 눈에 띄게 팽창하며, 수시로 복통을 동반한 설사와 변비가 교대로 나타나는 질환이다.

이러한 증상이 나타날 때 많은 경우 단순 설사라고 생각하고 방치하며, 병에 걸렸다는 사실조차 인지하지 못하지만 실제로 이 증상은 우리나라 인구의 15%가 겪고 있다고 조사될 정도로 광범위하게 나타나는 질환이다.

과민성대장증후군이 발생하는 원인에는 여러 가지가 있겠지만 체내 독소가 미치는 영향을 무시할 수는 없다. 독소의 축적으로 혈액순환이 원활하지 않게 되면 장내 환경도 오염되어 장애 유산균이 줄어들고 유해균이 늘어나며 염증이 생기기 쉽다. 또한 화학첨가제가 다량 함유된 기름지고 자극적인 음식을 자주 섭취할 경우 이상가스가 생겨 장의 활동을 방해한다. 그리고 이것이 악순환 되어 질병으로 발전하게 되는 것이다. 때문에 이 질환을 치유하기 위해서는 주위를 청결히 하고 음식물을 가려 먹으며 독소가 몸속으로 유입되는 것을 최대한 제한하고 몸을 깨끗이 정화시켜야 한다.

5) 피부질환이 생긴다

아토피와 같은 피부질환이 생겼을 때 많은 사람들이 연고제를 바르는 등 환부 치료에만 몰두한다. 하지만 피부질환은 체내 독소 유입으로 인해 발생하는 대표적인 질환으로, 주위 환경과 식생활을 개선하지 않으면 치료할 수 없다. 환경오염으로 인한 재앙으로도 불리는 아토피성 피부염은 모든 나이 대에 걸쳐 나타나지만 피부가 약하고 민감한 유아나 아동들에게 특히 심하게 나타난다.

아토피 피부염, 천식, 알레르기성 비염 등 환경성질환 진료자 수가 해마다 증가하고 있는 것으로 밝혀졌다. 국회 보건복지가족위원회 소속 민주당 최영희 의원이 국민건강보험공단으로부터 제출받은 '환경성질환 진료현황' 자료에 따르면, 작년 한 해 아토피 피부염과 천식, 알레르기성 비염을 진료받은 사람의 총수를 합한 결과 환경성질환으로 진료를 받은 사람은 715만 3,737명으로 2004년 613만 4,916명에 비해 4년 새 무려 100만 명 이상 증가한 것으로 나타났다. 진료비만도 작년 한 해 6,343억 9,617만원으로 2004년 4,889억 2,957만원 보다 1,454억 6,660만원이나 증가했다.

이 중 아토피 피부염을 앓는 19세 이하 아동·청소년은 총 77만 8,267명(2008년 기준)으로 2004년 이후 감소 추세에 있다가 2007년부터 다시 증

가하고 있으며, 15~19세의 중·고생의 경우 2004
년 6만 9,841명에서 2008년 8만 3,221명으로 해
마다 꾸준히 증가하고 있는 것으로 나타났다.

　(중략) 이번 자료를 분석한 결과, 19세 이하의
천식, 알레르기성 비염, 아토피 환자가 각각 우리
나라 전체 천식환자의 42.0%, 알레르기 비염환
자의 37.1%, 아토피의 경우 무려 71.6%를 차지
하고 있다. 19세 이하의 인구가 우리나라 총인구
(*통계청, 2008 주민등록인구)의 24%를 차지하
고 있음을 고려할 때에도 매우 높은 수치임을 알
수 있다.

- 2009.10.09 메디컬헤럴드 기사 中

　아토피성 피부염의 주요 발병원인으로 손꼽히는 것은 면
역체계 이상과, 독소의 장기 노출이다. 독소가 면역체계의
이상을 불러올 수 있다는 것을 생각하면 결국 독소의 작용
이 아토피 발병의 근본원인이 된다는 것을 쉽게 짐작할 수
있다. 때문에 아토피 피부염은 평소 독소와 접촉하게 되는

생활환경과 식습관에 의해 큰 영향을 받을 수밖에 없다.

아토피 환자가 오염물질이 많은 곳에 있으면 증상이 악화되었다가 청정한 환경으로 이동한 후 호전된 경우를 우리는 쉽게 찾아볼 수 있다.

식생활을 무공해 채소 위주로 바꾼 후 아토피가 개선되었다는 사례도 많다. 이는 모두 유해물질과 아토피와의 관련성을 증명해주는 사례라고 하겠다.

6) 비만이 생긴다

온갖 질병의 주범으로 지목되며 현대인의 경계 대상 1호인 비만이 발생하는 여러 원인 중 반드시 짚고 넘어가야 할 것이 바로 체내 독소이다. 유전적인 요인이나 병으로 인한 경우를 제외하면 비만이 생기는 가장 기본적인 원인은 운동부족과 잘못된 식습관이다. 그런데 한번 비만이 되면 살을 빼는 것이 여간 어려운 것이 아니다. 그 이유는 바로 독소 때문이다.

우리 몸에 독소가 지나치게 많이 들어와 체내에서 분해되어 배출되지 못하면 지방 속에 일정량 축적된다. 더욱이 지방 속에 쌓여 있는 독소가 인체의 일반적인 지방 분해 활동까지 방해하기 때문에 인체는 살이 찌기 쉬운 체질로 변하게 된다. 독소와 지방이 체내로 많이 들어올수록 점점 더 많은 독소가 체내에 쌓이게 되고 지방 분해는 잘 되지 않아 비만은 점점 심해지는 것이다.

이렇게 과잉된 지방세포는 하나하나가 곧 독소나 다름없다. 한번 커진 지방세포는 잘 줄어들지 않을 뿐만 아니라, 그 속에 화학물질이나 중금속 등의 독성물질이 축적되어 있기 때문이다.

게다가 비정상적으로 늘어난 지방 세포는 신체의 대사작용을 방해하고 지방덩어리 속에 축적된 독성 물질은 두고두고 인체에 독성 물질을 제공하는 역할을 하니 그 폐해는 이루 다 말할 수 없을 정도다.

비만은 온몸을 떠돌면서 해로운 활성산소를 만들고 세포들을 손상시키는 독소를 몸속에 저장하는 것이나 다름없기 때문에 각종 현대병과 불임, 탈모, 피부질환 등 거의 모든 질병의 원인이 되는 것이다.

7) 암이 생긴다

생활환경의 독소가 암 발병에 영향을 미친다는 것은 이미 널리 알려진 사실이다. 미국 암 예방협회 회장 사무엘 엡스틴 박사는 암의 발생 원인 중 흡연이 차지하는 비율이 25%, 생활용품과 환경오염으로 인해 접하는 유해물질이 차지하는 비율이 75%라고 밝히며, 생활 속 독소의 위험성을 경고하기도 했다.

세균이나 바이러스, 여러 유해물질들이 우리 몸에 침입하면 세포를 파괴하고 기능을 저하시키며 DNA의 변성을 불러일으키는 등 신체의 기초단위부터 망가지고 변성되기 시작한다.

이렇게 형질전환(形質轉換)된 세포의 무절제한 증식과 성장 결과로 빚어지는 복합적인 질환인 암은 신체의 어느 조직에서나 발생할 수 있으며, 암세포는 일반적으로 인접한 조직에 침투하여 파괴하고, 점점 몸 전체로 퍼져 나간다.

건강한 사람의 경우 인체의 면역 시스템이 암의 발생을 억제해주지만 암이 발생할 정도로 독소가 다량 침투하게 되면 면역시스템이 약화되기 때문에 암이 발생하는 것을 막아낼 수가 없는 것이다. 이처럼 독소는 암의 발병과 밀접한 관련이 있으며, 자연히 암의 치유와도 밀접하게 관계되어 있다

경희대 한의학대학 외래교수 허정구 박사는 메디컬 저널 〈월간 암〉에 실은 기고문에서 "독소라 함은 인체의 정상적인 세포활동과 생명활동을 방해하는 물질을 말한다.

현대인들은 산업용 화학물질, 살충제, 식품첨가물, 식품의 오염, 중금속, 매연, 과로, 특히 산업화로 인한 정신적인 스트레스 등으로 매우 지쳐있어 세포는 끊임없이 독소와 싸워야 한다.

싸우다 지치면 반발하게 되고 변질되어 암 세포가 된다. 그렇기에 독소를 제거하는 과정은 암 치료 중에도 소홀히 해서는 안 되는 것이다라고 했다.

해독은 마음의 독소를 제거하는 것도 필요하다. 우선 마음가짐을 가볍게 하고 암이라는 공포에 휩싸여 허우적거리

지 말고 주변을 정리 정돈하여 몸속에 있는 독소를 가능한 빨리 제거하여야 한다."고 말하며 독소의 위험성을 경고하고 해독의 필요성을 강조하기도 했다.

8) 불임과 남성 · 여성 질환이 생긴다

우리나라 불임부부가 증가하고 있다. 보건복지 사회연구원이 발표한 자료에 따르면 2008년 우리나라 불임부부는 8만 7,000쌍으로 8쌍 중 1쌍이 불임인 것으로 나타났다. 이에 따라 불임으로 병원을 찾는 환자도 늘어나 2002년 약 10만 명에서 2007년 약 16만 명으로 50% 가까이 증가했으며, 해가 거듭할수록 불임률은 더욱 증가할 것으로 보인다. 불임의 원인은 통계적으로 남성이 35%, 여성이 35%로 같은 %를 이루고 있으며 양쪽 모두가 원인인 경우는 약 25%인 것으로 집계되었다.

이렇게 불임이 증가하는 원인으로 단순히 늦어진 결혼 연령과 길어지는 피임기간 등의 요소를 드는 이들도 있지만 스트레스와 흡연, 과음, 잘못된 식습관, 환경호르몬, 공해물질의 증가 등을 직접적인 원인이 되는 것으로 의학계에서는 보고 있다. 결국 음식물을 통해 체내로 유입되는 독소, 공해로 인해 접하게 되는 독소가 불임의 원인 중 큰 비중을 차지하고 있다는 것이다.

근본적인 문제는 이렇게 불임을 불러일으키는 원인이 임신에 필요한 장기인 남녀의 생식기관을 오염시키고 기능을 저하시킨다는 점이다. 환경호르몬, 중금속 등의 유해물질이 체내로 유입되면 호르몬 분비를 교란시켜 배란 이상, 월경불순을 불러오고 자궁과 난관의 기능을 파괴할 수 있다. 한의학에서는 이러한 유해물질이 혈액순환을 방해해 자궁을 차게 만들어 생식기능을 저하시킨다고 말한다.

남성불임의 원인 중 가장 흔한 정자 형성 장애를 불러오는 것 또한 유해물질이다. 산업화가 이루어지며 공해가 급격하게 늘어난 지난 50년 동안 남성의 평균 정자 수가 45%나 줄었고 정자의 기형이나 활동성 저하도 눈에 띄게 늘어났다. 이러한 공해물질은 여성과 마찬가지로 혈액순환을 방해하기 때문에 남성에게 발기부전을 비롯한 여러 성기능 장애를 일으키기도 한다. 독소가 임신의 축복만이 아니라 부부생활의 즐거움까지 빼앗아가 버리는 것이다.

9) 탈모가 생긴다

탈모는 과거 유전적 요인에 의해 생긴다고 알려졌지만 최근 들어 유전적 요인과는 관계없이 탈모로 남모를 고민에 빠진 이들이 늘어나고 있다. 이러한 탈모의 원인으로 지목받는 것이 잘못된 식습관으로 인한 영양의 불균형, 스트레스, 흡연과 음주, 생활 속 화학물질 등이다.

유전이 요인이 아닌 탈모는 대게 두피에 피지가 과잉 분비되어 일어난다. 일반적으로 탈모가 남성에게 두드러지는 것이 바로 이 때문이다. 남성호르몬 중 안드로겐이 피지 분비를 촉진시키는 기능을 하는데, 이 남성호르몬은 스트레스를 받거나 독소의 체내 유입으로 호르몬 분비 기능에 이상이 생기면 더 많이 분비된다. 그렇게 되면 두피에 피지가 과도하게 쌓이는데, 기름성분인 피지에 땀과 비듬, 먼지, 공해물질 등이 달라붙어 모공을 막으면 모낭이 약해지면서 머리카락이 빠지게 된다.

그런데 스트레스와 체내로 유입된 유해 화학물질들은 정상적인 호르몬 분비와 혈액순환을 방해하기 때문에 두피에 영양분이 충분히 공급되지 못하게 된다. 때문에 두피의 모공에 쌓인 화학물질, 미세먼지 등의 오염물질이 원활히 배출되지 못하고 그대로 쌓여 또다시 탈모를 일으키게 된다.

인스턴트식품, 기름진 음식의 과도한 섭취 또한 피지의 과잉 분비를 유발해 탈모를 일으키며 과도한 음주와 흡연도 탈모의 원인이 된다. 술을 마시면 알데히드라는 성분이 혈액 속으로 스며들어 두피와 모발 건강에 필수적인 비타민과 같은 영양소를 파괴하고 모세혈관을 수축시켜 혈액순환을 방해해 두피로 영양분이 제대로 공급되지 못하게 만든다. 담배를 피우게 되면 연기 속 중금속과 유해물질이 두피와 머리카락 피부에 달라붙어 체내로 들어오기 때문에 탈모의 원인이 될 수 있다.

헤어제품의 과도한 사용이나 세척력이 강한 모발 세정제품, 염색, 퍼머넌트 시에 이용되는 약품 속의 화학물질도 탈모를 일으키는 원인이다. 때문에 이러한 물질에 노출되기 쉬운 여성들도 탈모의 위험에서 자유로울 수 없다.

독소로 인해 생길 수 있는 질병은 이 외에도 각종 당뇨, 에이즈, 자기면역질환, 원인불명의 통증들까지 이 책에서 일일이 다 언급할 수 없을 만큼 다양하다. 중요한 것은 이러한 질병에서 벗어나 건강한 삶을 누리기 위해서는 만병의 근원인 독소를 우리 몸과 생활 속에서 하루빨리 몰아내야 한다는 것이다. 다음 장에서는 이를 위한 해독, 디톡스(Detox) 요법에 대해 자세히 알아보기로 하겠다.

3 해독이 치유다

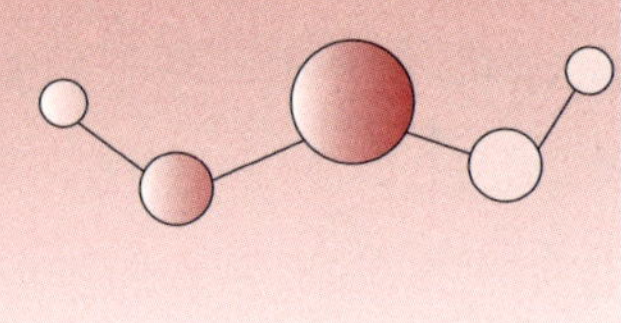

1) 질병 치유의 새로운 대안, 디톡스

우리는 앞서 생활 속에 산재한 독소와 이러한 독소로 인해 발생할 수 있는 여러 질환들에 대해 살펴보았다. 그렇다면 독소를 제거하면 이러한 질환에서 벗어날 수 있지 않을까? 이것이 이 장에서 이야기하고자 하는 디톡스 요법이다.

신체의 놀라운 해독 기능

인간의 신체는 스스로 독소를 없애는 능력을 가지고 있다. 독소라고 할 수 있을 만큼 인체에 피해를 주는 독성 오염물질은 크게 두 가지로 나눌 수 있다. 하나는 인체의 정상적인 대사활동 과정에서 만들어지는 노폐물이다. 다른 하나는 공기나 음식 생활용품 등 외부 환경으로부터 체내로 유입되는 유해물질이다.

이러한 유해물질에 항상 노출되어 있는 인체는 일상적인 대사활동을 통해 몸속의 독소를 제거한다. 겉으로는 보이지 않지만 우리 몸은 매일같이 몸속에 축적된 오염물질, 화학물질, 세균, 중금속 등의 독성물질을 분해하고 몸 밖으로 배출시킴으로써 신체기관의 기능을 정상화시키는 활동을 하고 있는 것이다.

이러한 활동은 항상성이라는 인체의 고유한 특성 때문에 일어난다. 인간의 몸은 정상적인 상태라고 인식된 일정한 상태를 유지하려고 하는 성질이 있는데, 이를 항상성이라고 한다. 체온이 떨어지면 인체가 스스로 열을 내어 원래의 상태로 되돌리려는 것이나, 혈압을 일정하게 유지하려는 인체의 조절기능 같은 인체의 활동들이 모두 항상성에서 비롯된 것이다.

독소가 몸속으로 들어오면 모든 신체기관이 이러한 항상 성을 유지하기 위해 움직이기 시작한다. 인체의 거의 모든 장기가 이와 같은 대사 작용에 참여하는데 특히 간, 신장, 대장, 림프선, 피부 등은 더욱 직접적으로 이에 관여한다. 간에서는 유독물질을 해독하고 신장에서는 노폐물을 걸러 내며, 대장과 피부는 독소와 노폐물이 몸 밖으로 배출되는 통로가 된다.

◎ 인체의 주요 해독기관

신체기관	기 능
간	해독, 면역, 배설 등 500여 가지에 기능을 하는 인체 최대의 해독기관으로, 간의 대표적 기능은 영양소의 분해와 합성이다. 인체로 들어오는 모든 음식물은 간의 대사 작용을 통해 포도당과 단백질, 지방 등으로 합성되고 전환되는 과정을 거치는데, 간은 분해 효소를 분비해 음식물과 함께 체내로 들어온 독성물질을 분해하여 배출되도록 한다.
장	인체로 들어온 음식물의 마지막 소화 과정이 장에서 이루어진다. 위와 간의 작용으로도 분해되지 않은 독소들이 마지막으로 장에서 걸러지는데, 이러한 일을 수행하는 것은 장내 세균이다. 이 과정에서 독소가 발생하지만 장의 점막세포가 방어막 역할을 하기 때문에 건강할 경우 내독소는 세포로 흡수되지 않는다.

신장	신장은 간에서 분해시킨 수용성 독소를 걸러내 소변의 형태로 배출하는 해독기관이다. 몸 전체를 돌면서 더러워진 혈액은 신장에서 노폐물과 독성물질을 여과하는 과정을 거쳐 소변으로 배출된다. 신장은 소변을 통해 혈액 속에 농축된 노폐물과 과잉된 영양소를 배출해준다.
폐	폐는 호흡을 통해 인체로 들어오는 유해물질을 걸러내는 기관이다. 숨을 쉴 때 인체로 들어온 공기는 기관지를 거쳐 폐로 들어간다. 폐는 폐포라고 불리는 작은 공기주머니로 이루어져 있는데, 이곳에서 산소는 몸속으로 들어가고 체내 유해가스는 몸 밖으로 배출된다.
피부	피부는 땀을 통해 몸속의 노폐물을 체외로 배출시키고 신체 내 체액의 양을 조절하는 역할을 한다. 피부는 또한 폐와 함께 산소의 체내 공급과 독소의 배출을 담당하는 기관이다. 피부에 있는 모공은 땀을 배출시키는 통로이자 산소를 흡입하는 통로이기도 하기 때문이다.

디톡스의 필요성

그러나 인체가 몸속으로 들어온 모든 오염물질을 해독하기는 어렵다. 인체가 해독할 수 있는 양보다 많은 양의 유해물질이 체내로 들어오게 되면 해독 활동이 원활이 이루어지지 않게 된다. 그러면 과부하가 걸린 해독기관에 무리가 가거나 손상이 생겨 해독기능이 떨어지는 것은 물론이고 해독 기관이 수행해온 기본적인 기능까지 떨어지게 된다. 상황이 이렇게 되면 질병이 생기는 것은 다만 시간문제일 뿐이다.

앞서 언급했듯이 우리는 생활 속에서 수많은 독소를 접하고 있다. 독소로 인해 질병에 걸리지 않기 위해서는 이러한 유해물질과 접촉하지 않도록 해야 하겠지만, 현대사회에서 독소를 피해 생활하기란 거의 불가능하다. 인위적인 해독요법, 즉 디톡스 요법이 주목받는 것이 바로 이 때문이다.

디톡스는 인체가 스스로 해독하지 못해 몸속에 축적된 독소를 인위적으로 배출시켜, 신체기관의 기능과 면역시스템을 정상화시키는 것을 말한다. 예로부터 해독은 질병 치유의 첫 단계로 여겨졌다. 인도의 전통의학인 아유르베다에서는 약초를 이용해 배설을 돕고 귀와 코를 세척하거나 식습관을 관리하는 여러 해독 요법을 치유의 수단으로 삼았다. 한의학에서도 땀을 내게 하고, 토하게 하고, 중화시키는 방법을 이용하여 해독요법을 시행했다.

디톡스의 가장 큰 목적은 병이 생기는 것을 예방하는 것이다. 병의 치유는 해독요법을 통해 얻어지는 자연스러운 결과이다. 우리에게 이처럼 해독요법이 필요한 근본적인 이유는 인체를 병들게 하는 독소의 악순환 구조를 깨뜨리고 선순환 구조로 개선하기 위해서이다.

디톡스 요법을 시행하여 자체적인 해독기능이 있는 모든 신체기관들이 정상적으로 활동하게 되면, 몸 안으로 유입되는 독소를 효과적으로 배출시키고 독소의 체내 축적을 막을 수 있다. 이렇게 몸 안에 독소가 사라지게 되면 혈액과 장기가 고유의 기능을 정상적으로 수행할 수 있게 되어, 면역시스템과 생체조절기능이 원활해지면서 인체의 자연치유력이 회복된다.

이는 인체가 스스로 질병을 치유할 수 있는 힘을 가지게 된다는 뜻으로, 질병이 생길 틈이 없는 건강한 신체를 유지할 수 있게 된다는 것을 의미한다. 이렇게 해독은 질병의 치유에 기여할 뿐만 아니라 건강의 선순환 구조를 구축할 수 있기에 더욱 중요하다.

일단 질병이 생기고 나면 정신적, 신체적으로 무척 고통

스러울 뿐만아니라, 치료하는 데 막대한 비용과 시간이 든다. 많은 질병들이 완치되지 않고 고질병으로 남거나 재발을 거듭하는데다, 설령 치유된다고 하더라도 후유증이 클수 있다. 만약 질병을 미리 예방할 수 있다면 이 모든 고통을 피할 수 있을 것이다. 몸속의 독소를 해독하는 디톡스 요법은 그래서 중요하다. 디톡스는 인생에 더 많은 기회와 즐거움을 주는 건강의 유지 비법이기 때문이다.

2) 디톡스의 첫 단계, 독소 멀리하기

이렇게 해독의 필요성을 공감했다고 해더라도 알맞은 방법을 선택하지 않으면 제대로 된 효과를 얻을 수 없다. 가장 먼저 해야 할 일은 독소가 몸속으로 침입하는 것을 막는일이다. 독소는 우리 생활 곳곳에 존재하기 때문에 독소와의 접촉을 완전히 피할 수는 없지만 주의하기에 따라 어느 정도 피할 수는 있다.

현대인의 생활공간에 무수한 독소가 존재한다는 것은 이

미 널리 알려진 이야기다. 오늘날의 주택은 대부분 콘크리트라는 반 자연적인 소재로 지어지는 데다, 아파트 같은 밀폐도가 높은 주거 공간이 많기 때문에 실내 공기 오염이 무척 심각한 상태다.

실내 공기오염 예방

눈에 띄지는 않지만 집안에서 가장 많은 면적을 차지하고 광범위하게 오염물질을 배출하는 것이 바로 벽지다. 요즘 들어 세정제로 닦을 수 있는 벽지가 많이 이용되는 추세인데, 이러한 벽지에는 유연제인 프탈산에스테르가 들어 있다. 이 물질은 벽지에 묻어 있다가 오랜 시간 동안 휘발하며 실내를 오염시킨다.

실내 공기가 나쁠 경우 먼지나 수증기 등에 여러 미생물과 세균들이 붙어 빠르게 번식할 수 있는데, 이러한 세균들은 호흡, 피부 등을 통해 신체로 들어와 전염성질환, 알레르기 질환, 호흡기질환 등을 유발시킨다. 게다가 프탈산에스테르는 어린이의 손에 닿으면 생식기에 장애가 생길 수 있어 무척 위험하다.

　이러한 위험에서 벗어나려면 한지 등 천연 소재의 벽지를 이용하는 것이 좋다. 또한 벽지를 바르는 풀에도 유해물질이 포함돼 있기 때문에, 전통 풀을 사용하고 집안을 자주 환기시켜 휘발성 독성 물질의 농도가 낮아질 수 있도록 주의를 기울여야 한다.

실내 공기, 이렇게 관리하자!

　실내 공기를 청정하기 위한 가장 손쉽고도 효과적인 방법은 창문을 열어두는 것이다. 오존, 황사, 꽃가루에 대한 특별한 경보가 있는 날을 제외하고는 되도록 창문을 활짝 열어두자. 많은 사람들이 바깥보다 실내 공기가 더 깨끗하다고 생각하는 경우가 많은데, 실제로 밀폐된 실내 공간은 수많은 화학물질과 미세먼지로 오염되어 있다. 때문에 최대 7시간에 한 차례씩은 환기를 해주는 것이 좋다. 환기 시간은 오후 9시~오전 10시 사이가 적당하다. 보통 오염물질이 오후 9시 이후에 땅에 가라앉았다가 오전 10시 이후 다시 공기 중으로 떠오르기 때문이다.

공기청정기를 사용하는 것도 도움이 된다. 컴퓨터, TV 등 전자제품을 사용할 때, 공기청정기를 전자기기 쪽으로 향하게 하여 같이 사용하면 유해한 공기를 빠르게 정화할 수 있다. 최근에는 '천연 공기정화기' 라고 하여 공기정화식물을 집안에 두는 것이 유행이다. 공기정화 식물은 실내의 온도와 습도, 공기의 움직임 등을 조절하여 쾌적한 환경을 만드는 데 도움을 준다. 더욱이 증산작용을 통해 일산화탄소를 비롯해 휘발성 유기화합물, 포름알데히드, 오존 등 유해가스를 모두 흡수해 공기를 맑게 해준다.

현관에는 신발의 냄새를 제거하는 데 탁월하고 어두운 곳에서 잘 자라는 싱고니움, 안스리움, 드라세나 등의 식물이 적합하다.

침실에는 베고니아, 아이비, 호접란, 양치식물, 선인장 등 밤 동안 공기 정화 활동이 활발한 식물을 배치하는 것이 좋다.

화장실에는 달개비, 싱고니움, 사이프러스, 양치류, 등 암모니아 냄새 제거에 효과적이고 어두운 곳에서도 잘 자라는 식물을 둔다.

집안 공기를 오염시키는 원인은 비단 벽지만이 아니다. 원목느낌을 준다는 합판 마루는 무늬목 자체를 방부처리하고, 시공 시 다량의 접착제를 사용하기 때문에 다량의 화학물질이 배출되며, 강화마루 또한 포름알데히드를 포함하고 있어 위험하다.

또한 많은 가정에서 겨울철 카펫을 깔아두는 경우가 많은데, 카펫은 일반 섬유제품보다 더 많은 유해물질을 사용해 만들어진다. 이물질들은 오랜 시간 동안 서서히 휘발하면서 실내 공기를 오염시킨다. 카펫에는 미세먼지도 많은데다 자주 세정하여 충분히 건조하지 않으면 곰팡이와 집먼지, 진드기의 서식처가 될 수 있어, 어린아이들이 카펫 위에서 뛰어놀 경우 이러한 유해 독소에 고스란히 노출되게 된다.

이러한 독소에서 벗어나려면 집안 바닥은 종이 장판 등 요즘 유행하는 천연소재의 바닥재를 사용하고, 카펫 구입 후에는 수시로 환기하고 실내 공기를 정화시켜주며, 청소할 때는 카펫의 뒷면까지 꼼꼼히 해주며, 항상 잘 건조된 상태로 유지되도록 하는 것이 좋다.

보이지 않는 독소, 전자파를 차단하라

전자제품도 인체에 위협이 되는 독소의 진원지다. 진공청소기는 먼지를 빨아들임과 동시에 미세한 먼지를 대량으로 배출하여 집안 공기를 오염시킬 수 있다.

전자레인지는 전원이 들어와 있을 경우, 사용할 때는 물론이고 사용하지 않을 때도 항상 전자파를 배출한다. 그러므로 진공청소기를 사용할 때는 항상 창문을 열어 환기시켜주는 것을 잊지 말고 전자레인지는 평소에 플러그를 뽑아 두는 것이 좋다.

특히 사용할 때 강한 전자파가 나오므로 사용 중에는 2미터 정도의 거리를 유지하고, 사용 후에도 1~2분 정도 시간을 두었다가 음식물을 꺼내는 것이 좋다.

전기담요도 전자파를 방출해 위험하다고 알려져 있는데, 특히 임신부가 전자파에 장기간 노출되면 유산이나 이상 출산, 소아암, 소아백혈병 등의 위험이 커진다. 때문에 가급적 전기담요는 쓰지 않는 것이 좋으며, 꼭 써야겠다면 전자파를 99% 줄인 전기담요나 전기장판이 좋다.

그러나 전자파를 차단한 전기담요나 전기장판이라 해도 자기 전에 따뜻하게 해두었다가 전원을 끈 뒤 잠자리에 드는 것이 좋다.

곰팡이를 없애는 다양한 방법

집안에서 자주 보이는 오염물질 중 빼놓을 수 없는 것이 곰팡이다. 곰팡이는 특히 여름 장마철에 욕실과 주방에 많이 생긴다. 주방 타일 사이에 생긴 곰팡이는 자기 전에 종이타월을 그 위에 올려놓고 락스를 부으면 밤 동안 곰팡이가 사라진다. 냉장고에도 곰팡이가 생기기 쉬운데, 청소할 때 식초로 닦고 야채박스나 선반은 깨끗이 씻은 뒤 마른 수건으로 닦은 다음 햇볕에 바짝 말리면 곰팡이가 생기는 것을 예방할 수 있다.

욕실 곰팡이를 예방하려면 세면대와 욕조, 배수관 둘레를 사용한 수건이나 마른 수건으로 자주 닦고 문을 자주 열어 건조하는 것이 방법이다. 특히 샤워 시 벽에 묻은 비누거품은 곰팡이의 온상이 되므로 샤워 후에는 벽을 깨끗이 씻어내도록 한다.

　벽에 습기가 차서 들뜨는 벽지는 알코올로 닦고, 눅눅해지면 마른걸레로 닦은 다음 헤어드라이어로 말려 두거나 제습제를 발라두면 곰팡이를 방지할 수 있다.

침실의 골칫거리 집먼지 진드기

　천연소재인 패브릭에 주로 기생하는 집먼지 진드기는 천식과 알레르기를 유발한다고 알려진 집안의 대표적 유해물질이다. 주로 침구류에 많이 서식하고 있는 집먼지 진드기는 15~35℃의 온도와 60% 이상의 습도 조건에서 가장 잘 번식한다. 집먼지 진드기가 가장 많이 서식하는 곳은 침구, 패브릭 소파, 카펫, 낡은 책, 털 인형 등이다.

　집먼지 진드기는 습도 변화에 약해 습도가 50% 이하로 떨어지면 2주 안에 거의 자취를 감출 정도이다. 그러므로 집 안에 햇볕이 잘 들도록 하고 자주 환기를 하여 습도를 잘 조절하는 것이 좋다. 침구는 2~3개월에 한 번 정도 삶고, 이불과 카펫은 일주일에 한 번 정도 직사광선에 3~4시간 정도 바짝 말려 소독한 후 힘껏 두드려 집먼지 진드기의 사체가 떨어지도록 하는 것이 좋다.

방충제품을 멀리하자

그런데 이렇게 오염을 막기 위해 쓰이는 제품들이 오염 유발원이 되는 경우도 있다. 특히 의류의 오염을 막기 위해 방충제로 쓰이는 파라디클로로벤젠은 발암성이 있다고 밝혀진 물질로, 신경계통에 이상을 일으키는 엠페드린, 화학물질과민증을 유발하는 장뇌, 발암물질이 들어 있는 나프탈렌 등이 방충제의 주성분이다.

그러므로 가급적 방충제를 사용하는 것은 피하고 의류용 방충주머니를 활용하는 것이 좋다. 주머니에 옷을 넣고 꼼꼼히 밀봉해 탈산소제로 산소를 빼면 옷을 좀먹는 벌레들이 숨을 쉬지 못해 사멸한다. 벌레 알도 2주 내에 사멸하므로 옷을 완벽하게 보호할 수 있다.

여름에 거의 매일 사용하다시피 하는 전자모기향 또한 피레스로이드계 살충제로, 비교적 안전하다고는 해도 장기간, 대량으로 들이마시면 신경계통과 면역계통에 유해할 수도 있다. 그러므로 방충망과 모기장을 활용하여 모기를 피하는 것이 좋다.

그 밖의 방법들

우리가 입는 옷은 대부분 합성섬유로 만들어져 휘발성 유기화합물을 내뿜는다. 그런데 합성섬유로 만들어진 옷을 세탁할 때 식초를 한 컵 넣으면 유해성분을 없애고 정전기 발생도 막을 수 있다. 공장에서 갓 나온 새 제품보다는 이월상품을 주로 사용하는 것도 휘발성 유기화합물과의 접촉을 줄이는 좋은 방법이다.

새 가구는 아무리 원목이어도 오랫동안 포르말린에 넣어 부패를 막는 과정을 거치기 때문에 유해물질을 배출하는 경우가 대부분이다. 소파 중 합성가죽을 소재로 한 소파의 경우 프탈산 부티멘젤이라는 유독성 환경호르몬을 방출하기 때문에 사용을 자제하는 것이 좋다. 패브릭 소파도 관리를 소홀히 하면 집먼지 진드기에 오염될 위험이 크다. 그러므로 새 가구. 합성가죽이나 패브릭 소재의 가구는 피하고 새 가구를 들여놓았을 때는 환기를 충분히 하여 위험을 예방해야 한다.

조리가 이루어지는 주방은 독성물질에 직접적으로 노출되기 쉬운 공간이므로 각별한 주의가 필요하다. 수시로 환기를 시켜 유해 가스나, 불에 의한 산화작용으로 생겨난 유독물질들을 배출시키도록 하자.

3) 몸속에서 독소를 내보내자

집안에서 독소를 걷어냈다면 이제 몸속의 독소를 배출시킬 차례. 몸속의 독소를 제거하는 가장 효과적인 방법은 독소 배출 통로인 피부와 대장의 기능을 충분히 이용하는 것이다. 먼저 식이섬유를 충분히 섭취하여 배변활동이 원활히 이루어지도록 하고 다양한 목욕요법을 잘 활용하면 노폐물과 독소를 효과적으로 배출할 수 있다.

◎ 해독을 위한 실천 방법

구 분	효 능	실천 방법
냉온 목욕	혈액순환이 왕성해져 몸속의 노폐물이 원활하게 제거된다. 색전과 통증을 예방해주고 신경통, 관절염, 일반 순환기질환 등을 완화시켜 준다.	온수로 샤워를 한 다음에 냉탕(14~15℃)에서 약 2분 동안 전신을 담그고 바로 온탕(41~43℃)으로 들어가 다시 약 2~3분 동안 몸을 담가준다. 이렇게 교대로 목욕하기를 3회 가량 반복하고, 끝낼 때는 냉탕에서 끝낸다.
발한 목욕	체내, 특히 관절에 쌓인 노폐물을 제거하는 데 효과적이다. 혈관 확장과 지방 대사를 도와 디톡스와 다이어트에 모두 효과가 좋다.	38~42℃의 물에 천연소금 입욕제(약1kg)를 넣고 15~25분 정도 몸을 담근다. 물에서 나온 후에는 큰 타월로 몸을 감고 나와 이불을 덮고 눕는다. 그러면 소금의 삼투압작용으로 땀이 나며 노폐물이 배출된다. 심장병, 고혈압 있을 경우 피한다.
반신 목욕	혈류의 움직임이 원활해져 신진대사의 균형이 잡히고, 체내에 있는 유해 성분과 노폐물이 땀과 함께 배출되어 신체기관의 활동이 정상화된다.	반신욕을 할 때는 38~40℃의 물에 명치 아랫부분까지만 담그고 20~30분가량 있는 것이 좋다. 물이 식으면 조금씩 더운 물을 추가해준다. 목욕 시간은 각자의 컨디션에 따라 조정해주며, 격렬한 운동 후, 식사나 음주 직후, 공복 시에는 피하는 것이 좋다.

구 분	효 능	실천 방법
커피 관장	음식물 찌꺼기가 체내 머무르는 시간을 24~48시간에서 12~24시간으로 단축해 독소의 생성을 막는다. 또한 대장과 간에 축적된 독소를 배출시켜준다. 해독과 다이어트, 변비 개선에 좋다.	원두커피 3큰술을 물 1.2리터에 넣어 강한 불로 끓이다, 불을 끈 후 약 20분 정도 약한 불에서 충분히 우려낸다. 찌꺼기를 걸러낸 커피 물을 적당히 식힌 후 관장기를 이용해 대장에 삽입한다. 커피물이 약 10~12분간 대장 속에 들어있게 해야 한다. 1일 1회 정도 하는 것이 좋으나, 장기능이 저하될 수 있으므로 간격을 두고 실시한다.
단식	금식은 소화기관을 개선해주고 면역시스템을 회복시켜 준다. 금식을 하면 우리 몸은 농양이나 종양, 잉여지방, 노폐물 등 불필요한 조직과 물질을 분해하여 태운다.	조금씩 식사량을 줄여 자연스럽게 금식하는 것이 좋다. 저녁을 일찍 먹게 되면 하루에 12시간 정도를 금식하는 꼴이 되므로, 간편한 금식 방법으로 활용할 수 있다. 금식 중에는 따뜻한 차나 물을 충분히 섭취하고, 금식을 마친 후에는 시간을 두고 천천히 식사량을 늘리도록 한다.

4) 최고의 효과를 내는 음식을 통한 디톡스 요법

음식은 인체가 필요로 하는 영양분을 제공한다는 측면에서도 중요하지만 독성물질, 화학물질의 피해를 줄이고 극복하는 데에도 매우 중요한 역할을 한다. 음식은 면역력을 높여주며 독성물질의 흡수를 방지하고 활성산소를 감소시켜주며 세포조직으로 침투한 독소를 정화하고 배출시켜 신체기관이 독성물질에 피해를 벗어나도록 해준다. 그렇다면 우리 몸을 살리는 해독에 좋은 식품에는 어떤 것이 있을까?

영양분과 식이섬유가 풍부한 발아현미

현미는 영양분이 집중되어 있는 배아층과 호분층이 모두 보존되어 있어, 백미를 비롯한 도정된 다른 곡류보다 영양의 훨씬 풍부하다. 더욱이 그 현미를 발아시킬 경우에는 백미보다 식이섬유가 3배, 비타민이 5배, 식물성 지방이 2.5배, 칼슘이 5배 가량 많아져 가히 영양의 보고라 불릴만하다.

이렇게 도정되지 않는 곡류는 대체로 영양이 무척 풍부

한데, 특히 발아현미의 경우에는 식이섬유가 무척 풍부하여 잉여 영양분과 소화되고 남은 찌꺼기를 원활하게 배설시켜주기 때문에 체내 독소의 비율을 낮추고 콜레스테롤 수치를 떨어뜨려주고 혈당을 조절해주기 때문에 비만과 고혈압, 당뇨, 심혈관계 질환을 예방할 수 있다.

뛰어난 해독물질 엽록소가 풍부한 녹색채소

녹색채소에는 광합성을 통해 만들어진 엽록소가 풍부하게 들어 있는데, 이 엽록소는 지구상에 가장 뛰어난 해독물질로 많은 관심을 모으고 있다. 엽록소에는 비타민뿐만 아니라, 칼슘, 칼륨, 마그네슘, 망간, 니켈, 코발트, 구리, 셀레늄 등의 미네랄이 풍부하다. 이처럼 풍부한 영양소가 세포의 재생을 돕기 때문에 엽록소는 염증과 궤양을 치유하는 데 탁월한 효과를 보이며 점막 흡수율이 높아 구취 액취 등 몸 냄새를 없애는 데도 좋다.

엽록소가 풍부한 음식은 또한 방사선의 독소를 줄여 인체를 방사능에서 보호한다. 한 동물실험에서 돼지에게 엽록소가 풍부한 브로콜리, 알파파 등의 채소를 먹였을 때 방사선의 체내 흡수를 50% 가량 줄일 수 있는 것으로 나타났다.

스피루리나나 클로렐라 등은 엽록소가 풍부한 대표적인 이끼류 식품인데, 클로렐라의 경우 인체의 다이옥신을 제거하고, 방사선을 막아주며, 혈중 콜레스테롤 농도를 낮춰주는 것으로 보고되고 있다.

천연항생제, 마늘

마늘에는 다양한 식물성 물질이 다양 함유되어 있다. 알리신, 베타카로틴, 클로로겐산, 페룰린산, 루킨, 퀘세틴, 게르마늄, 시스테인, 사포닌 등과 같은 화학성분과 칼슘, 청, 마그네슘, 셀레늄과 같은 미네랄 그리고 비타민까지…. 일일이 세기 어려울 정도로 풍부한 영양 물질을 가진 마늘은 약재로도 자주 사용되는 식품이다.

마늘은 동맥경화증, 고혈압 등의 질병을 예방해준다고 알려져 있는데, 이것은 마늘이 혈중콜레스테롤 수치와 지방의 흡수율을 낮춰주고 비타민B의 흡수를 도우며 뇌하수체를 자극하는 기능을 하기 때문이다. 또한 마늘은 항암효과가 높은 것으로 알려져 있다. 실제로 미국 노스캐롤라니아 대학 플라이샤워 박사는 세계 각국 약 10만 명을 대상으로 식사 습관과 질병의 관계에 대한 조사 연구 보고서 17건을 분석했는데, 그 결과 마늘을 많이 먹는 사람은 위암 발생률이 현저히 적다고 발표했다. 플라이샤워 박사는 일주일에 마늘을 약 18g 정도 먹으면 위암을 50% 예방할 수 있고, 결장암은 30% 예방할 수 있다고 보고되었다.

마늘에는 알리신, 스코르진과 같은 천연 항생제가 다량 함유되어 있는데, 이 성분들은 인체에 치명적인 세균 15종류를 억제하는 역할을 한다고 알려져 있다. 그 중에서도 알리신은 마늘 특유의 강한 냄새와 맛을 내는 항세균 화합물로, 페니실린보다 강한 살균 작용을 한다고 알려져 있다. 알리신을 나쁜 지질인 LDL과 중성지방은 낮춰 주고 좋은 지질인 HDL은 높여 혈액 순환을 원활하게 해 혈압을 조절해주며, 지질의 산화를 막는 항산화 기능도 한다. 특히 마늘은 세균에 내성이 생기지 않아 반복해서 사용해도 효과가 유지되는 장점이 있다.

마늘의 이러한 살균 작용이 널리 알려지면서 러시아에서는 항생물질 대신 마늘 추출물을 '러시아 페니실린'이라고 부르면서 이용하고 있는데, 인플루엔자 박멸을 위해 정부에서 500톤을 수입하기도 했다.

중금속 흡수를 막는 천연 효모

효모는 발효를 일으키는 일종의 곰팡이(yeast)로, 일반적으로 빵, 맥주, 포도주, 막걸리 등 발효식품을 만드는 데 널리 이용된다. 효모는 화분단처럼 방사선과 오염물질을 방어할 수 있는 고에너지 영양물질이다. 효모에는 달걀이나, 우유, 혹은 소고기 보다 많은 단백질과 비타민B 복합체가 들어 있다.

또한 효모에는 18가지 미네랄이 들어있는데, 그중에는 유해물질로부터 인체를 보호해주는 주요 항산화제인 셀레늄도 풍부하다. 셀레늄은 세포에 침투한 독소에 의해 유전자가 망가지는 것을 방지해주며, 독성물질을 분해하는 비타민E가 산화되는 것을 막아준다. 효모 속에는 이와 함께 오염물질로부터 인체를 방어하는 데 쓰이는 칼슘, 마그네슘, 철, 아연, 크롬, 포타슘 같은 천연 미네랄이 풍부하고 우라늄, 납, 수은 같은 중금속을 흡수하는 기능이 뛰어나 인체에서 독소를 몰아내는 데 유용하게 활용할 수 있다.

방사능의 피해를 줄이는 올리브 오일

식물성기름은 방사능에 대한 방어능력이 있는 것으로 알려져 있는데 특히 올리브 오일은 엑스레이 방사능을 잘 막아주는 것으로 유명하다. 〈뉴욕타임즈〉에서는 원자로 작업을 하는 인부들, 방사능실험실 등 방사능의 영향권에서 생활하는 사람들이 식물성기름을 먹거나 바르면 그 노출 위험을 줄일 수 있다는 내용을 싣기도 했다.

실험에 따르면 14주간 올리브유를 섭취한 실험쥐의 경우 300~2,400 범위의 방사능 농도에 대한 방어력을 보이는 것으로 나타났다. 올리브유를 섭취하지 않은 쥐들의 경우 간, 신장, 폐, 피부, 머리카락 등에 방사능으로 인한 이상이 나타났다.

독성물질을 제거하는 해조류

바다에서 나는 모든 해초에는 비타민이 풍부하고 인체에
필요한 56가지 비타민이 모두 함유되어 있으며, 요오드, 나
트륨, 칼슘, 마그네슘, 인, 나트륨 등도 풍부해 꾸준히 섭취
하면 영양의 균형을 찾을 수 있다.

해초는 독성물질을 막는 기능이 뛰어나는 것으로 알려져
있다. 해초 중에서도 다시마, 갈색 해초류는 독성물질을 방
어하는데 뛰어나고 붉은 색을 띠는 해초들은 플루토늄을,
녹색을 띠는 이끼와 해초들은 세슘이라는 물질을 가장 효
과적으로 제거해준다.

특히 이러한 해초류에 다량 함유된 알긴산나트륨은 수많
은 환경독소의 피해를 막아주는 것은 물론 방사물질인 스
트론튬의 독성이 골세포에 흡수되는 것을 80% 이상 낮춰준
다고 보고되고 있다. 파래나 곤포 등에 특히 풍부한 알긴산
나트륨은 방사성 독성물질인 스트론튬을 소화기관에서 효
과적으로 차단하여 체내로 흡수되는 것을 막고, 중금속을
제거해준다.

꿀은 살균력이 뛰어나서 각종 바이러스로부터 몸을 보호한다. 꿀의 칼륨 성분은 콜레스테롤과 노폐물을 제거해 주어 산성화된 혈액을 중화시킨다. 위장을 편안하게 해주고 변비를 치유하는 기능이 있다.

된장은 간 해독에 효과가 큰 식품이다 간 기능을 강화하므로 몸에 쌓인 독소를 배출하는 데 좋다. 또한 항암, 항노화 작용을 하는 것으로도 유명하다.

생강은 몸 속의 나쁜 기운을 없애고 체내의 독소를 배출하는 식품이다. 바이러스를 죽이고 세균에 대한 저항력을 키워 준다. 초기 감기 치료, 위장 질환에 특효다.

녹차의 카테킨은 지방이 몸에 쌓이는 것을 막고, 노화의 주범인 활성 산소를 억제하여 노화와 암을 예방한다. 또한 녹차의 식이 섬유는 다이옥신을 흡착하여 배설하고, 그 흡수를 억제하는 효과가 있다.

녹두는 의약품과 중금속을 해독하는 효과가 있다. 인체의 독소를 걸러내고 해로운 물질이 빠르게 배설되도록 돕는 작용을 한다. 알코올의 해독 작용 또한 뛰어나다.

이 외에도 비타민과 미네랄, 엽록소가 풍부한 과일과 채
소 등의 식품이 해독에 큰 효과를 보이는 것으로 나타났다.

4 디톡스, 내 몸을 살린다

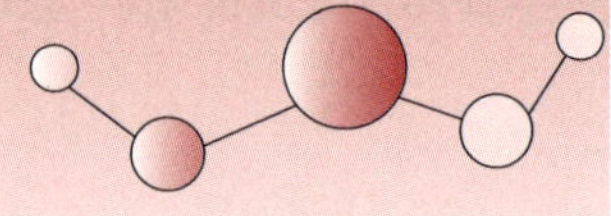

1) 비타민의 해독기능

우리는 건강을 위한 해독의 필요성에 대해 살펴보았다. 이 장에서는 내 몸을 살리는 최고의 방법인 음식 속 영양물질을 통한 디톡스 요법에 대해 알아보기로 하겠다.

비타민은 신진대사에서 효소의 보인자(Co-factor)로 작용하는 유기물질이다. 지금까지 국제적으로 공인된 비타민은 13종인데, 그중 9종은 수용성이고 4종은 지용성이다. 대부분의 비타민은 체내에서 합성되지 않으므로 음식물을 통해 공급해주어야 한다. 그러나 예외도 있다. 비타민D는 햇볕을 받으면 피부에서 합성되며 비타민K와 비오틴(Biotin)도

장내세균의 활동으로 체내에서 만들어진다.

비타민은 건강 유지와 해독에 필수적인 물질로 알려져 있다. 비타민A는 체내에서 독성물질과 발암물질, 병원균의 침입을 막아주는 역할을 한다. 또한 항산화 기능도 뛰어나 세포를 병들게 하는 활성산소를 제거하기 때문에 비타민A을 충분히 섭취하면 세포가 암세포로 변하는 것을 막아 암을 예방할 수 있다.

수용성 비타민인 비타민B는 방사선과 유독 화학물질이 체내로 침투하는 것을 막아준다. 또한 인체의 단백질과 지방의 대사기능을 돕고, 면역시스템을 가동할 수 있도록 항체를 만들어주며, 적혈구의 숫자를 일정하게 유지시켜 혈액의 대사가 정상적으로 이루어지도록 조절한다.

비타민C는 가장 효과적인 항산화제로서 세포의 재생을 돕고 변성을 방지하는 역할을 한다. 특히 괴혈병에 좋고 암의 예방과 치료에도 탁월한 효과를 보이며, 환경오염과 방사선 노출로 적혈구가 감소하는 것을 막아준다. 또한 위에서 철분이 용이하게 흡수되도록 하여 인체의 조혈 활동을 돕기 때문에 비타민C를 충분히 먹으면 빈혈을 예방할 수 있다.

비타민D는 대장암과 악성 흑색종, 고환암 등 암 예방에 효과가 높은 것으로 알려져 있는데, 식사 후 비타민A와 함께 섭취하였을 때 가장 효과적으로 흡수된다.

비타민E는 불포화지방산, 성호르몬, 지용성비타민 등이 체내에서 산소에 의해 파괴되는 것을 막아준다. 또한 적혈구가 체내에서 더욱 오래 살아남을 수 있도록 해주고 암의 발생을 막아줄 뿐만 아니라 방사능이 인체에 침투하는 것을 막는 효과도 있다. 이와 더불어 혈액순환을 개선하고 면역력을 높이는 효과도 있는 것으로 많은 실험을 통해 입증되었다.

2) 미네랄의 해독기능

미네랄은 다른 말로 무기질 또는 무기염류라고 하는데, 인체를 구성하고 인체의 성장과 유지 등 생리 활동에 필요한 원소 중 유기물의 주성분이 되는 산소(O), 탄소(C), 수소(H), 질소(N)를 제외한 다른 원소를 통틀어 일컫는 말이다. 칼슘(Ca), 철(Fe), 나트륨(Na), 칼륨(K), 염소(Cl), 아연(Zn), 마그네슘(Mg), 요오드(I), 세레늄(Se) 등이 모두 미네랄의 일종이다. 미네랄은 인체의 생리활동과 건강 유지에 매우 필요한 물질로서 해독에도 많은 도움을 주는 것으로 알려져 있다.

마그네슘은 칼슘과 포타슘의 체내 흡수를 돕기 때문에 마그네슘이 결핍되면 이 영양소들도 부족해진다. 마그네슘과 칼슘은 체내에 축적된 스트론튬과 기타 방사선동위원소가 체외로 배출되는 것을 돕고 비타민 B 군을 비롯해 중요 영양소가 체내로 들어오는 것을 방지하고, 혈중 산도를 유지하는 기능을 한다. 마그네슘의 하루 권장량은 350mg이고 치료의 목적으로 섭취할 때는 약 700mg 가량 섭취하는 것이 좋다.

칼슘은 방사선동위원소의 체내 유입을 막아주고 카드뮴, 납, 알루미늄, 불소, 수은 등을 비롯해 많은 독성물질이 체내에 축적되는 것을 막아준다. 정기적으로 칼슘을 섭취하면 이미 뼈 속에 축적되어 있는 이러한 독소들을 체외로 배출시켜주기도 한다. 칼슘과 마그네슘을 함께 섭취해주면 혈액 속의 방사선 스트론튬을 체외로 배출시킬 수 있다. 하루의 권장 섭취량은 800mg 이며 어린이와 임신부는 1,000~1,400mg 정도 섭취해주는 것이 좋다.

셀레늄은 인체 내의 활성산소를 높이는 항산화제로서 면역 기능을 높여 주고 암을 치료하는 기능을 한다. 수많은 연구에서 셀레늄의 항암작용이 입증되고 있는데, 정기적으로 섭취할 경우 방광암, 대장암, 폐암, 난소암, 전립선암, 췌장암 등에 걸릴 확률이 현저하게 낮아지는 것으로 나타났다.

셀레늄은 또한 중금속인 납과 수은, 카드뮴, 등이 인체로 흡수되는 것을 막아주며 특히 수은의 독성을 중화시켜 여

과시키는 기능으로 유명하다. 적정 하루 섭취량은 50~200mg이며 치료의 목적으로는 경우에 따라 100~300mg까지 섭취가 가능하다.

포타슘은 나트륨과 함께 체내에서 가장 중요한 역할을 하는 전해질이다. 이 물질은 신경전달, 삼투압, 알칼리와 산의 균형 조절에 필수적이다. 1960년대에 발표된 연구 논문에 따르면, 천연 포타슘은 방사성 세슘과 방사성 포타슘이 체내로 침투하는 것을 막아준다. 다른 논문에서는 천연 포타슘을 다량 섭취하면 방사능에 노출된 뒤에도 살아남을 가능성이 매우 높아진다는 사실이 밝히기도 했다. 포타슘의 일일 적정 섭취량은 2,000~6,000mg으로, 일반적인 식사를 통해 모두 섭취할 수 있는 양이다.

아연은 성장과 발육, 단백질 합성, 상처 치료 등에 관여하는 미량 미네랄이다. 아연이 결핍되면 비타민의 흡수가 원활하게 이루어지지 않고 아연이 과잉되면 구리와 철분의 흡수를 방해하므로 항상 적정량을 유지할 수 있도록 하는 것이 좋다. 천연 아연은 카드뮴, 알루미늄, 납, 구리 등 여러 중금속이 체내로 흡수되는 것을 막는 역할을 한다. 또한 담배연기, 복합핵 방향성 탄화수소 등도 막아준다.

3) 클로로필(chlorophyll) 의 해독 기능

클로로필은 녹색식물의 잎 속에 들어 있는 화합물을 말하며 우리말로는 엽록소라고 한다. 녹색식물의 엽록체가 많이 들어 있다. 엽록체는 광합성을 통해 태양의 에너지를 사용하여 물 분자를 화학적으로 변화시켜 자신에 필요한 영양소와 산소를 생성하는 역할을 한다. 엽록소는 그 빛깔이 녹색이기 때문에 식물의 잎도 녹색으로 보이는 것이다. 클로로필이라는 단어 또한 '푸른 잎' 이라는 의미를 나타내는 그리스어로부터 유래된 것이다.

클로로필이 혈액 속 적혈구와 그 구조가 매우 흡사하다는 사실이 밝혀진 것은 1911년 클로로필의 화학적 구조에 대한 실질적인 연구조사가 시작되었을 때이다. 1913년에는 리처드 월스태터(Dr. Richard Willstatter) 박사에 의해 그 효능이

처음 입증되었는데, 그는 이 공로로 1915년 노벨상을 수상
하였다.

지금까지 밝혀진 바에 의하면 클로로필은 탁월한 항산화
기능을 지니고 있기 때문에 유리기를 중화시키고, DNA의
손상을 방지하며, 방사선이 인체에 끼칠 수 있는 피해를 줄
여 준다. 또 이 물질은 혈액을 맑게 해주고, 인체에서 발생
하는 악취를 제거하는 기능을 하며, 면역 기능을 활성화 시
켜 주는 것으로 알려져 있다. 이외에도 가장 이상적인 알칼
리성 식품으로서 혈액의 산성도(pH) 수치를 조절하는 데 큰
도움을 준다고 보고되고 있다.

조혈기능과 혈액 정화 기능이 뛰어나다

동물성 지방을 과다하게 섭취하는 현대인들의 혈액 속에
는 콜레스테롤과 글리세리드가 과잉축적 되어 있다. 이러
한 물질들은 혈류의 움직임을 방해하기 때문에 순환계통에
이상을 불러오고 신체기관의 기능 저하를 유발할 수 있다.

클로로필과 혈액의 주요 성분인 헤모글로빈은 분자구조가 매우 흡사하다. 이 것의 차이점이라고는 헤모글로빈의 금속 원자는 철(Fe)인 반면 클로로필은 마그네슘(Mg)이라는 점이다. 클로로필이 흔히 '식물의 혈액' 이라고 불리는 이유가 바로 이 때문이다.

많은 연구에서 클로로필이 인체로 흡수되면 철 성분이 풍부한 인체 속에서 중심 원자가 철로로 대체되어 클로로필이 적혈구로 변화 된다고 입증되었다. 그렇기 때문에 클로로필은 혈액 내 적혈구 수를 증가시켜 혈액의 양을 늘리고 혈액 세포를 생성하여 기능을 수행함으로써 체내의 순환 시스템 활성화에 기여하게 된다.

실제로 빈혈 환자에게 클로로필을 섭취하도록 한 결과 증상이 현저히 호전되었으며, 동물실험에서 피하 주사를 통해 클로로필 성분을 주입한 결과 적혈구 수 또한 헤모글로빈 량이 각각 10% 증가하고 백혈구 수는 40% 정도 증가했다는 연구 결과도 있다.

산성체질을 개선한다

클로로필은 천연 알칼리성 식품으로 혈액의 산성도(PH)를 조절하는 데 효과적이다.

많은 연구에서 암환자의 대부분이 산성체질을 가지고 있는 것으로 나타났을 만큼, 산성체질은 건강에 악영향을 미치는 것으로 알려져 있다. 반면 건강한 신체는 약알칼리성이 유지되는 것으로 보고되고 있다.

불규칙한 생활과 영양의 불균형, 기름진 식품 섭취가 일상화 되어 신진대사의 균형이 깨지면 인체가 산성화되는데, 산성화된 우리 몸은 쉽게 피로를 느끼게 되어 생활이 무기력해지고 우리 몸은 생기를 잃게 된다.

신진대사의 균형이 깨졌기 때문에 면역력도 약해져 질병에 노출되기 쉽다. 그런데 클로로필은 인체를 서서히 약알칼리성으로 변화 시키고 혈액이 산성화 되는 것을 막아주기 때문에 인체의 생리기능을 정상화시켜 몸을 건강하게 유지할 수 있도록 해준다.

불쾌한 체취를 감소시킨다

클로로필에는 강력한 탈취 효과가 있는 성분이 함유되어 있으며, 비타민과 식이섬유 등이 풍부해 배변 시 악취 발생을 억제하고 구취제거에도 효과가 높은 것으로 알려져 있다. 1940년대부터 1950년 사이에 임상의학자들의 실험 결과 요실금 증상을 호소하는 환자들이 매일 클로로필을 섭취할 경우 대소변의 악취를 현저히 감소시킬 수 있는 것으로 나타났다 .

면역력을 높여준다

클로로필은 항산화 기능이 뛰어나기 때문에 유리기를 중화시키고 체내의 병리적 변화를 억제 하는 데에 큰 도움을 준다. 또한 클로로필은 DNA의 손상을 방지하며, 방사선이 인체에 끼칠 수 있는 피해를 줄여준다.

또한 클로로필이 함유된 음료는 칼륨이 풍부하게 함유된 천연이뇨제로, 체내에 과잉 축적된 나트륨의 배출을 도와 배수활동이 적절하게 이루어지도록 함으로써 부종을 완화시키고 통풍환자들의 과다한 요산 배출과 결석을 예방하는 효과가 있다. 이러한 기능은 인체의 대사균형을 바로잡는 활동으로, 면역력을 높이는 효과를 볼 수 있다.

살균작용을 한다

클로로필은 직접적인 살균 작용을 하지는 않지만 생체조직을 재생시키고 저항력을 강화시킴으로써 혈액을 맑게하는 기능을 가지고 있다.

일반적으로 사용하는 제균제는 화학물질로 이루어 진 것으로, 병원균을 직접 공격하는 동시에 정상적인 세포도 공격하기 때문에 정상세포를 손상시키기 쉽다. 그런데 클로로필은 세포의 기능을 강화하여 인체의 자연치유력을 회복시킴으로써 질병을 근본적으로 치료하기 때문에 부작용이 없는 이상적인 신체를 유지시켜 준다.

암의 발생을 막아준다

클로로필은 비정상세포와 결합하여 비정상세포가 암세포로 전이 되는 것을 억제하고 정상적인 혈관의 피를 맑게 하는데 도움을 주어 암세포가 생기는 것을 예방하는 효과가 뛰어난 것으로 알려져 있다.

클로로필은 위와 장에서 아플라톡신과 같은 발암물질이 체내로 흡수되는 것을 방지하고, 독소를 감소시켜 신체기관의 기능이 손상되는 것을 막고 세포의 재생과 활동이 원활하게 이루어지도록 하여 종양이 발생하지 않도록 해준다. 또한 태운 육류, 담배의 타르, 매연, 환경 유해물질, 농약 잔유물질 등에서 발생하는 발암물질이 체내에 흡수되는 것을 억제하여 암세포의 발생을 억제하는 작용을 한다.

그 외에도 클로로필은 상처의 치유를 촉진하고, 상처를 건조시켜 병균활동을 억제하며, 알레르기 반응(이상민감증) 억제, 감염예방, 화농방지, 진통억제, 혈액의 피를 맑게하는 기능, 숙취해소, 천식이나 아토피, 비염 등 알레르기성 질환 개선에도 뛰어난 효과를 나타낸다.

엽록소 유도체 클로로필린이 진균독소의 일종인 아플라톡신에 의해 유발되는 간암의 발병률을 크게 낮출 수 있으리라는 연구결과가 나왔다. 美 존스 홉킨스大 패트리샤 A. 에그너 박사팀은 12월 4일 발간되는 '국립과학아카데미회보'誌에 게재가 예정되어 있는 논문에서 이 같이 밝혔다. 건강한 성인들에게 클로로필린을 복용토록 한 결과 아플라톡신-DNA 손상도가 눈에 띄게 감소했다는 것. 아플라톡신-DNA 손상도가 높으면 간암이 발병할 위험률이 증가하는 것으로 알려져 있다. 아플라톡신(aflatoxins)은 콩, 땅콩, 옥수수, 곡류 등에서 발견되는 균류에 의해 생성되는 발암물질이다.

현재 '데리필(클로로필린)'은 노인환자들의 체취와 배설물 냄새를 억제하는 약물로 판매되고 있다. 지금까지 연구된 바에 따르면 클로로필린은 쥐 등 설치류 동물들의 간 내부에서 발암물질들

의 작용을 억제한다는 사실이 입증된 바 있다. 에
그녀 박사팀은 클로로필린이 사람에게서도 동일
한 효과를 나타내는지 규명하기 위해 180명의 건
강한 중국 성인들을 대상으로 시험을 진행했다.
중국을 연구 장소로 택한 것은 간암이 개발도상
국가에서 가장 빈번히 발생하는 암의 하나라는
현실을 감안했기 때문이다.

실제로 중국인들은 아플라톡신에 오염된 음식
물들을 다량 소비하는 것으로 알려져 있다. 시험
참여자들에게는 4개월 동안 클로로필린 100㎎
또는 플라시보를 1일 3회 복용토록 했다. 그 후 3
개월이 경과한 시점에서 아플라톡신-DNA 손상
도를 살피기 위해 尿 샘플을 테스트했다. 그 결과
클로로필린을 복용한 그룹의 경우 아플라톡신-
DNA 손상도가 플라시보 복용군에 비해 55%나
낮은 수준을 보인 것으로 드러났다. 이 같은 내용
은 클로로필린이 간암 발병률을 끌어내리는 데
도움을 줄 수 있을 것임을 시사하는 것이다.

　에그너 박사는 "클로로필린을 복용하거나 엽록소가 풍부히 함유된 음식물을 섭취하는 것은 간암과 환경적 요인으로 유발되는 다른 암들의 발병을 억제하는 효과적인 방법이 될 수 있을 것으로 사료된다"고 말했다. 이와 관련, 녹색식물에 풍부한 천연 엽록소는 동물들에게서 암 발병률을 감소시켜 준다는 사실이 앞서 수행되었던 일련의 연구를 통해 입증된 바 있다.

-약업신문.2001.12.2

_ 슈베르트의 교향곡 제 8번 미완성 제 1악장

_ 모차르트의 플루트 협주곡 A장조 K.314 제 2악장

_ 바그너의 지그프리드 목가

_ 차이코프스키의 현을 위한 세레나데 Op.48-2.
Moderato Tempo di Valse

_ 바하의 환상곡과 푸가 G단조 BWV-542

_ 포레의 레퀴엠

_ 베토벤 피아노 소나타 제 8번 C단조 비창 Op.13
단조 Op.81

_ 비발디의 플루트 협주곡 제 3번 D장조 홍방울새
(III Gardellino)

_ 드뷔시의 피아노 소나타 물의 반영

_비발디의 플루트 소나타 충실한 목동

5 디톡스, 무엇이든 물어보세요

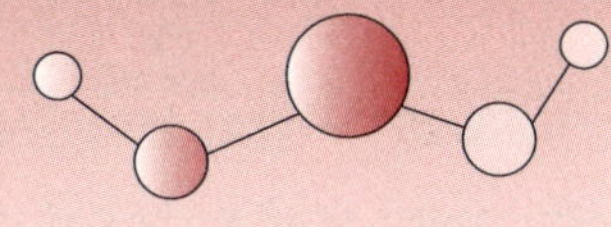

Q. 건강을 위협하는 독소에는 어떤 것들이 있나?

A. 우리가 살아가는 생활공간에는 수많은 독소들이 존재하며, 이것에 과도하게 노출되었을 경우에는 질병이 생기기 쉽다. 우리가 쉽게 접할 수 있는 독소로는 음식물을 통해 섭취하는 화학 식품첨가제, 항생제 방부제, 카드뮴이나 납 같은 중금속, 농약 잔류물질 등과 호흡을 통해 접하게 되는 휘발성 화학물질, 미세먼지, 매연 등의 대기오염물질이 있으며, 약품이나, 전자파 등도 인체에 해로운 기능을 하기도 한다.

Q. 몸속에서 만들어지는 독소도 있을까?

A. 독소가 사람이 들이마시는 공기 중의 산소는 몸속의 여러 영양소와 반응하여 에너지를 만든다. 이때 에너지 뿐만아니라 강력한 산화력을 가진 활성 산소도 만들어지게 되는데, 이것이 체내에서 만들어 지는 가장 대표적인 독소로, 여러 가지 질병을 일으키는 원인이 된다.

이외에 음식물이 소화흡수 된 후 남은 찌꺼기가 원활하게 배설되지 못하고 체내에 오래 남아 부패하게 되면 독소와 유해 가스가 생긴다.

Q. 쉽게 요약하면 디톡스란 무엇인가?

A. 디톡스(Detox)란 톡신(toxin), 즉 독소를 없앤다는 '해독' 의 의미로서 여러 독성물질로 오염된 신체에서 독소가 사라지도록 하여 독소로 인해 생긴 질병을 치유하고, 세포의 활동과 신체기관의 기능을 정상화시켜 인체가 자연치유력을 회복하여 건강을 되찾도록 하는 건강 요법이다.

디톡스를 하면 인체의 해독과 배설을 담당하는 기관인 장, 간, 폐, 신장, 피부 그리고 림프계 등이 강화되고 몸속에 쌓여 있는 독소가 몸 밖으로 배출되어 몸을 깨끗하게 정화된다. 만성피로도 사라지고, 혈전이나 콜레스테롤 수치도 정상화되며 소화불량, 더부룩함, 변비 다이어트 등 여러 만성질환도 해소시킬 수 있다.

Q. 디톡스에 좋은 생활습관은 무엇일까?

A. 일상의 독소는 생활습관을 통해 어느 정도 막아낼 수 있다. 먼저 화학첨가물이나, 색소 등 첨가물이 많이 들어간 가공식품과 인스턴트 식품을 멀리하고 미타민과 미네랄, 엽록소가 풍부한 채식 위주의 식사를 하는 것이 좋다. 또한 가급적 미지근한 물을 많이 먹어 인체의 정화작용을 돕고, 환기를 자주시키고 주위를 청결히 하여 독소나 병원균에 노출되지 않도록 한다. 집안을 꾸미는 벽지나 가구, 의류 등은 가급적 천연 소재로 만들어진 것을 이용하고, 일회용품의 사용은 가급적 피하는 것이 좋다.

Q. 디톡스 요법이 다이어트에 도움이 될까?

A. 많은 이들이 비만 때문에 고민하면서도 비만의 주범이 몸속에 쌓인 독소와 노폐물이라는 사실을 모르고 있다. 몸속에 쌓여 있는 노폐물과 지방이 원활하게 배출되지 못해 신진대사가 둔화되고 살이 찌는 것이다. 유전적 요인이나 병이 원인이 되는 경우가 아니라면 비만이란 신진대사의 흐름이 조화롭지 못하고 막히고 정체되면서 발생하게 되는 질병이기 때문이다.

사실 비만은 체형과 무관하다. 마른 체형이라도 복부, 허벅지, 엉덩이, 팔뚝 등에 살이 찐 부분비만 체형도 많고 체내 근육량에 비해 지방함량이 높은 마른비만인 경우도 있다. 비만은 근본적으로 기혈의 막힘으로 인해 발생하므로, 이 부분을 해결해주면 자연스럽게 비만을 개선할 수 있다. 그러므로 비만을 해소하고 싶다면 먼저 디톡스를 실행할 필요가 있다.

해외 유명 여배우들이 효과를 봤다고 알려지면서 관심이

모아지고 있는 디톡스 다이어트는 체내의 노폐물과 독소를 제거함으로써 기의 흐름을 정상화하고, 자신의 건강상태와 신체조건에 맞는 적절한 체중이 될 때까지 자연스럽게 정화작용을 해주는 요법이다. 이 과정에서 과잉 축적되었던 지방과 수분이 함께 빠져나가 몸무게 감량과 피부개선, 체질개선의 효과까지 얻을 수 있다.

디톡스 다이어트는 또한 체내 노폐물을 제거해 혈액순환과 기혈순환을 도와 모든 장기를 건강하게 만들어주기 때문에 살이 빠지면서 건강의 균형이 잡혀 요요현상이 일어나는 일이 거의 없다.

Q. 디톡스에 효과적인 영양물질은 무엇일까?

A. 독소의 배출을 돕는 식이섬유, 알리신, 스코르진과 같은 항생물질, 중금속 흡수를 막는 천연 효모, 수많은 환경독소의 피해를 막아주는 것은 물론 방사물질인 스트론튬의 독성이 골세포에 흡수되는 것을 막아주는 알긴산나트륨, 탁월한 항산화기능과 해독기능을 가지고 있는 미네랄과 비

타민, 크로로필 등이 해독에 많은 도움을 주는 영양물질로
디톡스에 활용할 수 있다.

이 중에서 녹색 채소에 많이 함유된 클로로필은 해독, 혈
액의 피를 맑게하는 기능이 특히 뛰어나다고 알려져 디톡
스를 위한 건강기능성 식품으로 많이 이용되고 있다.

**Q. 본문에 소개된 음식 외에 디톡스에 좋은 음식은 또
무엇이 있나?**

A. 간장과 된장, 두부 등을 만드는 대두는 레시틴과 사포
닌, 이소플라본 성분이 풍부해 혈액을 깨끗하게 해주는 식
품이다. 레시틴과 사포닌은 혈액에 들어 있는 콜레스테롤
을 잘게 쪼개어 피를 맑게 해주는 역할을 한다. 여성호르몬
인 에스트로겐과 비슷한 작용을 하는 이소플라본도 다량
함유되어 있는데, 이 물질은 불필요한 중성 지방이 혈관에
쌓이는 것을 막아준다. 레시틴과 이소플라본은 조리법에
크게 영향을 받지 않으며 된장이나 두부, 두유, 콩가루 등
가공식품으로 만들 때도 영양소가 파괴될 염려가 없다.

오징어와 낙지, 굴 등에는 피로 해소에 좋은 타우린이 풍부하다. 타우린은 혈액을 깨끗하게 할 뿐 아니라 스트레스 완화에 효과적이다. 스트레스를 받으면 뇌에서 노르아드레날린 성분이 나와 혈관을 수축하는데 타우린은 이 노르아드레날린 분비를 억제하는 작용을 한다.

양파의 케르세틴과 매운맛을 내는 유화 프로필 성분도 디톡스에 뛰어나다. 케르세틴은 양파 껍질 색을 띠는 황색 색소로, 혈중 콜레스테롤의 산화를 억제하고 세포가 노화하는 것을 막아준다. 매운맛을 내는 유화 프로필은 혈당치를 낮추어준다. 유화 프로필은 생 양파에 많이 포함되어 있으며 가열하면 중성 지방이나 콜레스테롤 양을 줄여주는 세피엔 성분으로 변한다. 때문에 단순히 혈당치를 낮추려면 양파를 날것으로, 콜레스테롤이나 중성 지방을 낮추려면 조리한 후 먹는 것이 효과적이다.

등 푸른 생선에 들어 있는 DHA, EPA 성분 모두 뇌에 좋은 영향을 미치는 n-3지방산이라는 공통점이 있다. 지방산이란 지질의 주성분으로, 포화지방산과 불포화지방산이 있

다. 생선이나 식물에 많이 들어 있는 불포화지방산 중에서
도 n-3계 지방산은 등 푸른 생선에 많이 함유돼 있으며, 몸
에 나쁜 영향을 주는 저밀도 콜레스테롤과 중성 지방을 줄
여주고 혈전을 녹여준다.

A.

염분성분의 소금

붉은색 계열의 고기

기름에 튀긴 음식

흰색 빵, 정제 밀가루 및 흰 설탕

우유, 치즈, 요구르트 등의 유가공 제품

카페인이 첨가된 커피 및 술 또는 탄산음료

사탕류의 단 음식

가공 식품 외

A. 과일 : 딸기, 키위, 수박, 복숭아, 망고, 포도, 멜론, 사과, 배, 바나나, 감, 참외, 살구 등

야채 : 무, 녹색채소, 당근, 오이, 고구마, 시금치, 콩 및 완두콩, 콩나물, 양배추, 케일, 양파, 등

차 : 전통차, 녹차, 구기자차, 감잎차, 뽕잎차, 또는 생강차와 같이 카페인이 없는 모든 차

유기농 현미, 통밀빵, 콩류, 희고 기름기 있는 찐 생선 껍질 없는 닭고기, 견과류 및 씨앗

Q. 디톡스는 어떤 사람에게 필요할까?

A. 디톡스는 평소 질병에 시달리는 사람, 임신을 계획하고 있는 사람에게 특히 필요하다. 하지만 술, 담배 등을 자주하고 오염된 환경에서 생활하거나 일하는 사람, 평소 이유 없는 통증이나 질병에 시달리는 사람, 만성 피로와 무기력 중에 시달리는 사람, 비만인 사람이 시행하는 것이 좋다.

디톡스, 생활 속에서 지킬수 있는 손쉬운 건강법이다

건강이 인간의 행복하기 위한 주요 요건이라는 것은 누구나 공감하는 바일 것이다. 그래서 많은 사람들이 건강을 되찾고 지키기 위해 많은 노력을 기울이는 것이리라. 사람들은 건강하게 살겠다며 비싼 보약을 지어먹고 시시때때로 병원을 드나들지만, 정작 우리 몸을 병들게 하는 가장 큰 요소에 대해서는 무감각하다.

앞서 우리는 건강을 해치는 많은 독소들이 우리의 생활환경을 둘러싸고 있다는 것을 확인할 수 있었다. 독성물질이 떠도는 집안, 세균과 바이러스가 떠도는 공공장소, 해로운 화학물질을 내뿜는 생활용품…. 어디 한 군데 마음 놓이는 곳이 없고, 무엇 하나 안심하고 사용할 물건이 없다.

그렇다고 독소에 노출되는 것이 두려워 항균실을 만들고 그 안에 앉아 있을 수는 없는 법. 독소에 노출되는 것을 피할 수 없다면 최선의 방법은 독소가 우리 몸에 입히는 피해를 최소화 할 수 있도록 노력하는 것이다.

디톡스는 이러한 방법 중에 가장 효과적인 방법이다. 체내로 침투하는 독성물질을 막아내고 이미 축적된 독성물질을 없앨 수 있다면, 독소의 위협으로부터 자유롭게 될 것이다.

방법은 이미 마련되어 있다. 이제 결심하고 부지런히 움직일 일만 남은 것이다. 생활 속에서 디톡스를 실천하면 질병의 위협에서 벗어나 즐겁고 행복한 삶을 영위할 수 있다.

나에게 해독이 필요한지 확인해 봅시다!

- □ 아침에 일어날 때 몸이 무겁다.
- □ 낮에도 몸이 나른하고 졸립다.
- □ 비염, 아토피, 천식 등 알레르기성 질환이 있다.
- □ 감기에 자주 걸리고, 한번 걸리면 잘 낫지 않는다.
- □ 집중력이 약하고 기억력이 떨어지는 편이다.
- □ 상처가 잘 아물지 않는다.
- □ 비타민과 엽록소가 함유된 채소 섭취량이 적다.
- □ 평소 운동을 하지 않는다.
- □ 술을 많이 마신다.
- □ 담배를 많이 피운다.
- □ 인스턴트식품, 가공식품을 자주 먹는다.
- □ 청량음료 등 가공 음료를 자주 마신다.
- □ 눈, 손, 발 등에 염증이 자주 생긴다.
- □ 집안, 사무실 등 주로 머무는 실내 환경이 청결하지 못하다.
- □ 정서가 불안하고 감정의 기복이 심하다.
- □ 피부와 눈에 생기가 없고 자주 피로를 느낀다.
- □ 몸이 잘 붓는다.
- □ 배앓이나 설사를 자주 한다.

***해당 항목 4개 이하**

체내 독소가 적은 편이며 건강의 균형을 이루고 있는 상태다.

***해당 항목 5~10개**

체내 독소가 많이 축적된 상태로 디톡스 요법으로 관리하지 않으면 질병에 걸리기 쉽다.

***해당 항목 11개 이상**

체내 독소가 건강에 치명적일 정도로 과도하게 축적되어 있으므로 전문의와의 상담을 통해 디톡스 요법을 시급히 시행해야 한다.